「現場の声」から
知る・考える・つくる

職場のたばこ（喫煙）対策

〜受動喫煙防止対策から禁煙支援まで
事業の知識とその実際

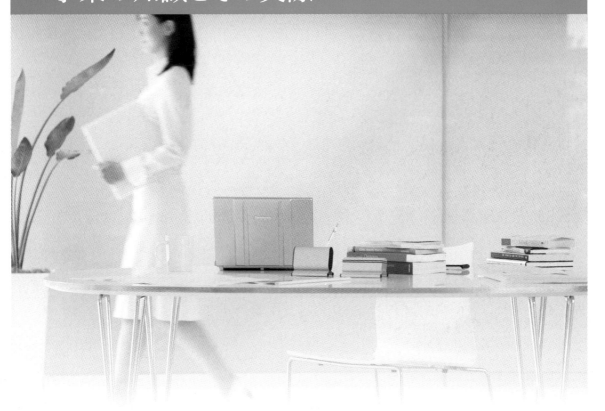

はじめに

　職場でのたばこ対策の推進が必要であることは言をまちません。喫煙の有害性は医学的に証明され、喫煙は個人の嗜好を超えた職場の健康問題となっています。

　しかしながら、職場でのたばこ対策は、なかなか進みがたいところがあります。例えば「禁煙にしたら作業能率が落ちるから禁煙などとんでもない」「喫煙場所が遠くなると時間のロスが大きいから屋内に置いておかねば」「喫煙場所くらいあってもいいのでは」、さらには、喫煙者の上司や社内での反発に、対策を躊躇してしまうといったことも聞きます。

　まさに「職場でのたばこ対策の推進ほど難しいものはない」というところです。

　ところが「やったらやっただけ成果があがって楽しい」といった担当者もいます。

　さらには、「職場のたばこ対策の推進で、職場の雰囲気がよくなった」「たばこ対策は職場を変える鍵でした」との声も聞きます。

　多くの職場のたばこ対策に携わってきて、この正反対ともいえる言葉は「やり方を知っているか否か」だと気づきました。事業にはすべて「やりよう」「進め方」があります。また「ピットフォール（落とし穴）」もあります。事業を効果のあるものとして推進するためには、先例から賢い「やりよう」「進め方」のみならず「落とし穴」についても学んでおく必要があります。そのためには、マニュアルを示すだけでは不十分です。

　本書は、筆者の豊富な経験に加え、実際にたばこ対策を推進してきた「一般社団法人保険者機能を推進する会　たばこ対策研究会」メンバーをはじめとする生の「現場の声」をふんだんに取り入れています（掲載にあたり、多少脚色させていただきました）。

　したがって本書は、単なるマニュアルを示すものではありません。豊富な実例をもとに、他社のたばこ対策のやりようを知って自分の職場に活かすことができるように構成しています。うまくいった事例だけでなく、つまずいた事例や失敗事例、さらにはそれへの賢い対応の仕方も提示して、落とし穴を事前に避けることができるようにしました。また、たばこ対策は、事業者、管理者、労働者、健康保険組合、医療職、労働組合など、あらゆる立場のみなさまの連携により成り立つもので、関連部署での知識の共有は事業推進の基本です。そうした共通理解に必要な情報も網羅しました。また今回は本書の改訂にあたり、平成26年6月に改正された労働安全衛生法の変更点も記載しています。

　本書は、はじめてたばこ対策担当になった人や、すでに従事している人に役立つ本ですが社内のあらゆる立場のみなさまの手元に置いていただくことで職場のたばこ対策推進の一助としていただけることを確信しています。

平成27年12月

高橋　裕子

CONTENTS

第1章 なぜ、職場においてたばこ対策が必要なのか ～労働者の疾病予防と受動喫煙防止

- たばこ問題は、職場における「解決すべき課題」 …… 6
- 喫煙は個人の嗜好の問題ではありません！ …… 7
- 職場におけるたばこ対策推進のための法律的根拠 …… 9
- 「空間分煙」としての喫煙室設置から「全面禁煙」へ …… 12
- たばこ対策を"コスト削減"として訴求する …… 15
- たばこ対策は医療費削減につながるか？ …… 18
- たばこ対策のコンセンサスを得るために …… 19
- たばこTOPICS 厚生労働省 職場の受動喫煙防止対策の支援 …… 20

第2章 たばこ対策事業の企画の仕方・展開の仕方 ～なにをどのように推進すべきか？

- たばこ対策の事業全体の流れを把握 …… 22
- たばこ対策の担当部署・担当者 …… 24
- ❶現状を把握する …… 28
   たばこ対策ロードマップ・現状分析チェックシート…31
- ❷事業の目標を設定する …… 34
- ❸事業を知る …… 36
   3-1 「環境整備」のための事業内容…36　3-2 「教育・啓発」のための事業内容…38　3-3 「禁煙支援」のための事業内容…41
- ❹事業計画書やロードマップの作成 …… 44
- ❺事業を実行する …… 47
- ❻事業を評価する・改善する …… 50
- たばこTOPICS たばこ対策に役立つ情報 …… 56

第3章 喫煙者への個別禁煙支援の実際 ～たばこ対策担当者が知っておくべきこと

- たばこ対策担当者が禁煙支援の知識を必要とする理由 …… 58
- 禁煙開始支援の基礎知識 …… 58
- 禁煙継続支援の基礎知識 …… 63
- 手ごわい喫煙者への対応～喫煙者心理にもとづく対応策 …… 65
- たばこTOPICS 禁煙支援で知っておきたいこと …… 70

第4章 現場から学ぶ たばこ対策のピットフォール(落とし穴) ～「成功例」「失敗例」に学ぶ効果的なたばこ対策

- 実態の把握や立案 …… 72
   トップ対策／トップにアピールするポイント／事業主と健康保険組合／非公式なコミュニケーション／孤軍奮闘／労働組合との関係／質問票の効果／禁煙化の推進への反論
- 実施段階での失敗 …… 78
   喫煙タイム・非喫煙タイム／広報誌のネタ切れ／一日禁煙デー／禁煙教室・禁煙キャンペーン／たばこ販売中止／喫煙室の撤去／喫煙室復活／受動喫煙対策がおちつくと出てくるクレーム
- 禁煙支援関連 …… 83
   禁煙チャレンジへの補助／禁煙報奨金

● たばこ対策事業レポート　明治安田生命健康保険組合 …… 84　花王株式会社 …… 88
　　　　　　　　　　　　MSD株式会社 MSD健康保険組合 …… 92　日本航空株式会社 日本航空健康保険組合 …… 96

資料編

- 労働安全衛生法の一部を改正する法律の施行に伴う厚生労働省関係省令の整備に関する省令等の施行について …… 100
- 労働安全衛生法の一部を改正する法律に基づく 職場の受動喫煙防止対策の実施について …… 102
- 受動喫煙防止対策について …… 105
- 「職場における受動喫煙防止対策に関する検討会」報告書について …… 106
- たばこの規制に関する世界保健機関枠組条約(略称「たばこ規制枠組条約」：要点) …… 107
- 健康日本21(第二次)　喫煙 …… 108
- 一般社団法人 保険者機能を推進する会「たばこ対策研究会」の活動について …… 109

第1章

なぜ、職場において たばこ対策が必要なのか
〜労働者の疾病予防と受動喫煙防止

この章では、職場における、たばこ対策の必要性について、健康問題としてはもちろん、法律的根拠やコスト面など、さまざまな角度から考えます。

たばこ問題は、職場における「解決すべき課題」

● 職場という視点から、たばこ対策を点検してみる

　職場において、たばこ対策を考えるときに、個人の嗜好や健康問題として強調されることが多々あります。確かに、喫煙すること自体は個人に決定権がありますが、職場という視点で考えると、喫煙が要因と考えられるさまざまな問題点をあげることができます。

　具体的には、労働者自身の健康障害はもちろん、受動喫煙による健康被害や労働環境の悪化、医療費の上昇、生産性の低下、労働災害の発生など、職場のさまざまな課題と喫煙は大きくかかわっています。

　つまり、上記のような課題に対して、それぞれに対策も重要ですが、たばこ対策の推進によって、複数の課題解決に向けて一気に前進させることが可能です。この章では、こうした課題解決として、たばこ対策の必要性を記述していきます。

たばこ対策の推進による課題解決

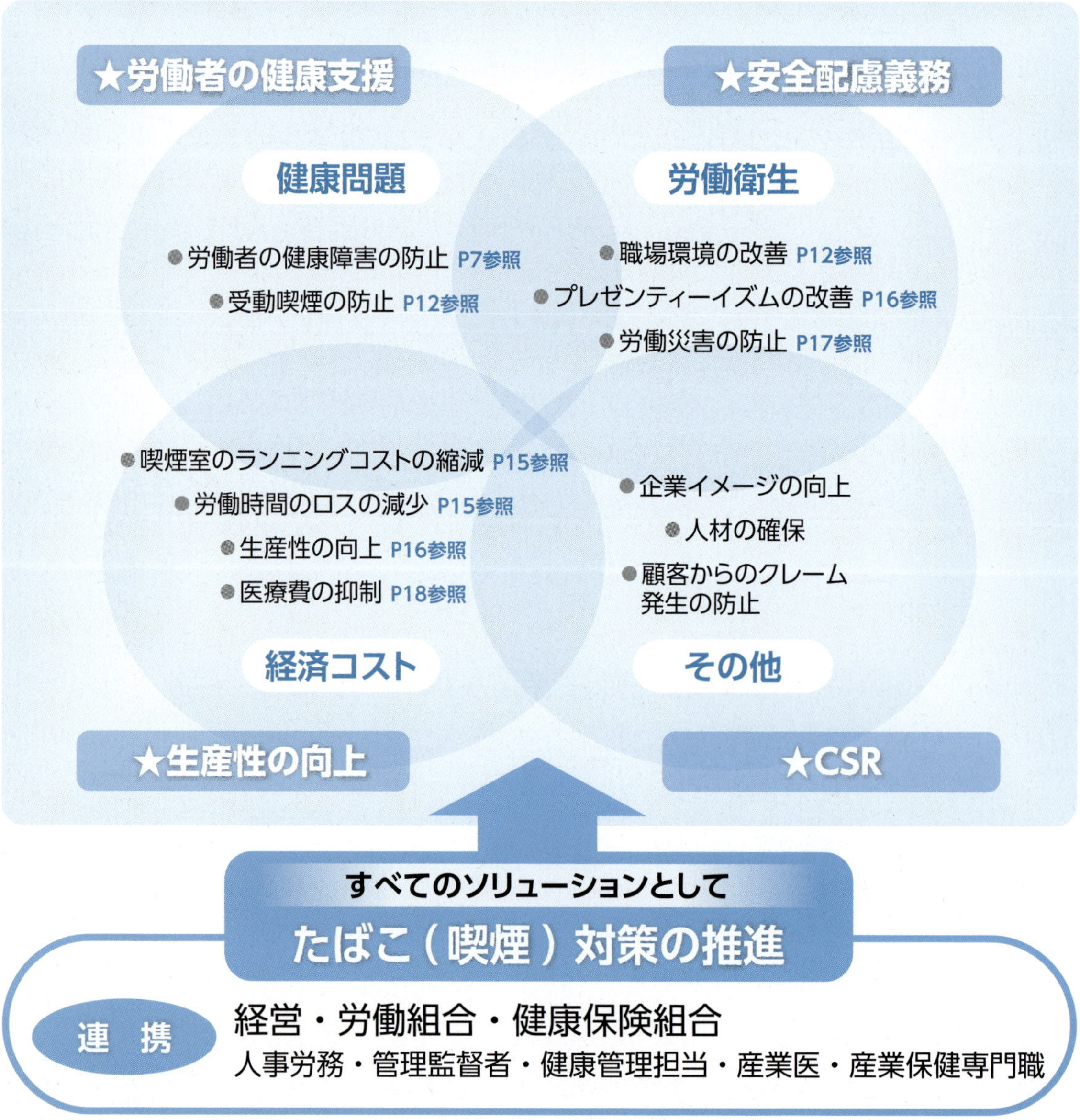

★労働者の健康支援

健康問題
- 労働者の健康障害の防止 P7参照
- 受動喫煙の防止 P12参照

★安全配慮義務

労働衛生
- 職場環境の改善 P12参照
- プレゼンティーイズムの改善 P16参照
- 労働災害の防止 P17参照

経済コスト
- 喫煙室のランニングコストの縮減 P15参照
- 労働時間のロスの減少 P15参照
- 生産性の向上 P16参照
- 医療費の抑制 P18参照

その他
- 企業イメージの向上
- 人材の確保
- 顧客からのクレーム発生の防止

★生産性の向上

★CSR

すべてのソリューションとして
たばこ（喫煙）対策の推進

連携：経営・労働組合・健康保険組合
人事労務・管理監督者・健康管理担当・産業医・産業保健専門職

なぜ、職場においてたばこ対策が必要なのか　第1章

喫煙は個人の嗜好の問題ではありません!

● たばこ対策はすべての人の疾病予防に

　たばこ依存症は、国際疾病分類第10版（WHO）によって疾病と認められています。そして、たばこによる健康への害については、医学的には極めて明確になり、喫煙は「病気の原因の中で予防可能な最大の単一の原因」として位置づけられています。

　たばこは、がんや呼吸器疾患の発症、脳卒中や心臓病など動脈硬化による疾病の発生など、喫煙者本人の命に関わる疾患を引きおこすのはもちろんのこと、周囲への受動喫煙によってもさまざまな健康被害をおこします。

　喫煙者がたばこの煙を吸い込むことをファーストハンドスモーク（能動喫煙）、たばこを吸わないが他人の喫煙により、たばこの煙を吸い込むことをセカンドハンドスモーク（受動喫煙）といい、近年では、受動喫煙の研究調査が進み、目の前でたばこを吸わなくても、喫煙後の喫煙者から吐き出される呼気や衣服などに付着した有害物質による害をサードハンドスモーク（P13参照）というようになっています。実際、屋外喫煙をしていても、受動喫煙により屋内にいる子どもからたばこ由来の有害物質が検出されることもわかってきました。

　このように、たばこの害については、確固としたエビデンスが積み重ねられてきました。職場において、一人ひとりの労働者の健康を守るために、たばこ対策は進める必要があります。

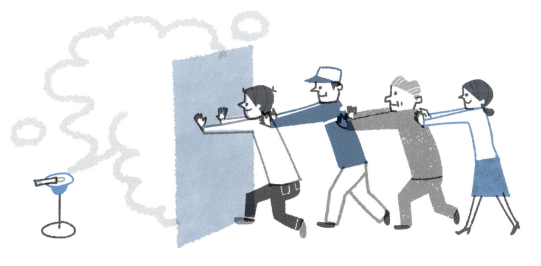

| コラム | たばこ対策の三本柱は、環境整備、教育・啓発、禁煙支援 |

　職場におけるたばこ対策の必要性についても、さまざまな要因があるように、対策としての事業についても、環境整備、教育・啓発、禁煙支援といった三本柱となる事業が必要です。第2章から具体的な内容を掲載しますが、たばこ対策の推進のためには、多様な要因を解決するために、多様な事業、そして多くの担当部署との連携が重要です。

国際疾病分類
異なる国や地域から、異なる時点で集計された死亡や疾病のデータの体系的な記録、分析、解釈及び比較を行うため、世界保健機関憲章にもとづき、WHO（世界保健機関）が作成した分類である。

エビデンス
証拠、根拠、証言などの意味。医学的にはこの治療法がよいといえる証拠として使用する。

数字でみる喫煙の健康問題

喫煙の害

わが国におけるリスク要因別の関連死亡者数－男女計（平成19年）

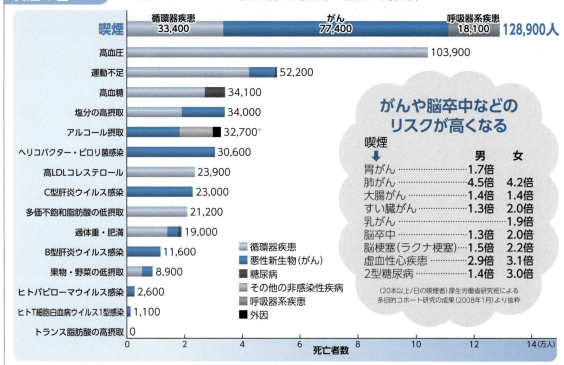

リスク要因	死亡者数
喫煙（循環器疾患33,400／がん77,400／呼吸器系疾患18,100）	128,900人
高血圧	103,900
運動不足	52,200
高血糖	34,100
塩分の高摂取	34,000
アルコール摂取	32,700※
ヘリコバクター・ピロリ菌感染	30,600
高LDLコレステロール	23,900
C型肝炎ウイルス感染	23,000
多価不飽和脂肪酸の低摂取	21,200
過体重・肥満	19,000
B型肝炎ウイルス感染	11,600
果物・野菜の低摂取	8,900
ヒトパピローマウイルス感染	2,600
ヒトT細胞白血病ウイルス1型感染	1,100
トランス脂肪酸の高摂取	0

凡例：循環器疾患／悪性新生物（がん）／糖尿病／その他の非感染性疾病／呼吸器系疾患／外因

がんや脳卒中などのリスクが高くなる

喫煙 →

	男	女
胃がん	1.7倍	
肺がん	4.5倍	4.2倍
大腸がん	1.4倍	1.4倍
すい臓がん	1.3倍	2.0倍
乳がん		1.9倍
脳卒中	1.3倍	2.0倍
脳梗塞（ラクナ梗塞）	1.5倍	2.2倍
虚血性心疾患	2.9倍	3.1倍
2型糖尿病	1.4倍	3.0倍

（20本以上/日の喫煙者）厚生労働省研究班による
多目的コホート研究の成果（2008年1月）より抜粋

※アルコール摂取は、循環器疾患死亡2,000人、糖尿病死亡100人の予防効果が推計値として報告されているが、図には含めていない。

（Ikeda N, et al：PLoS Med. 2012；9(1)：e1001160.）

受動喫煙の害

受動喫煙に起因する肺がん・虚血性心疾患による年間死亡数

受動喫煙を受ける場所	疾患	受動喫煙起因年間死亡数 男性	受動喫煙起因年間死亡数 女性
家庭	肺がん	201人	1,131人
家庭	虚血性心疾患	206人	1,640人
職場	肺がん	448人	340人
職場	虚血性心疾患	1,366人	1,471人
小計		2,221人	4,582人
合計		6,803人	
うち職場		3,625人	

受動喫煙と個別疾病との相対危険度

- 肺がん死亡数 …………… 1.19倍
  （US－EPA報告 1998）
- 虚血性心疾患死亡数 …………… 1.25倍
  （Heらによる調査 1999）

※非喫煙者を1とした時の喫煙者の危険度

独立行政法人国立がん研究センター・「喫煙と健康」WHO指定研究協力センター
受動喫煙による死亡の推計について（解説）：2010[L20110523024]より作図
(http://www.ncc.go.jp/jp/information/pdf/20101021_tobacco.pdf)

喫煙と関連する疾患

たばことメンタルヘルス～職場の大きな健康問題であるメンタルヘルス

喫煙によって「うつ」のリスク※1が約2倍！

喫煙者の「うつ」のリスク※1は職場で受動喫煙がない非喫煙者の2.25倍にもなります。

※1：東京近郊労働者2,770人におけるうつ（CES-Dによる）のリスク
性別、10歳ごとの年代、婚姻状態、教育水準、アルコール摂取量、カフェインの摂取、体格指数（BMI）、慢性疾患数、職種、工業部門、企業の規模、調査参加率、企業の男性割合、企業の喫煙率で補正

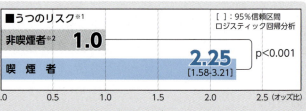

■うつのリスク※1

	オッズ比
非喫煙者※2	1.0
喫煙者	2.25 [1.58-3.21]

[ ]：95%信頼区間
ロジスティック回帰分析
p<0.001

※2：職場で受動喫煙がない非喫煙者

Nakata, A. et al：Prev Med 46(5)：451,2008[L20090910071]より作図

職場におけるたばこ対策推進のための法律的根拠

● たばこ対策に関係する法的な根拠

健康増進法では、施設管理者に受動喫煙防止対策をとることが努力義務とされましたが、違反しても罰則はありません。しかし、平成16年に職場での受動喫煙で初の賠償命令が出されました。以降も、受動喫煙防止の観点から労働者の安全配慮義務がなされていないとして事業者が訴えられるケースが出ています。

初の受動喫煙損害賠償　2004年(平成16年)7月

● 職場での分煙を要求したのに改善されず、受動喫煙で健康被害を受けたとして、自治体職員の男性が職場の自治体に約30万円の損害賠償を求めた訴訟の判決で、東京地裁は、自治体の安全配慮が不十分だったとして5万円の支払いを命じた。判決理由で裁判長はまず「職場の施設を管理する自治体は、受動喫煙から原告の生命、健康を保護するよう配慮する義務を負う」と指摘。その上で男性が「同じ環境では健康が悪化する」と記された診断書を提出した1996年1月から、分煙措置をしている別の職場に異動するまでの約3か月間について「健康被害との因果関係はともかく、放置したのは安全配慮義務に違反する」と認定し、慰謝料の支払いを命じた。(京都新聞　2004年7月12日付　一部改変)

受動喫煙和解金700万円　2009年(平成21年)3月

● 職場での受動喫煙が原因で化学物質過敏症になったとして、男性が勤務先会社に約2,300万円の支払いを求めた訴訟で、地裁による和解が成立して会社側は男性に約700万円を支払うことになった。男性の職場では従業員の半数以上が喫煙しており、頭痛などに悩まされたため分煙を求めたところ解雇された。その後、男性の訴えにより職場復帰したが、化学物質過敏症により退職。男性は「受動喫煙防止を義務付けた健康増進法に違反」とし、会社側は「男性の過敏体質が根本原因で受動喫煙とは因果関係がない」としていたが和解勧告を受け入れた。(毎日新聞　2009年4月2日付　一部改変)

● 平成26年6月、労働安全衛生法改正で受動喫煙防止対策が事業者の努力義務に

2014年(平成26年)6月、労働安全衛生法の一部を改正され、2015年(平成27年)6月から受動喫煙の防止に係る規定も施行されました。改正法で新設された第68条の2(受動喫煙の防止)で、職場において受動喫煙防止対策について事業者に努力義務が規定されました。第71条(国の援助)では、受動喫煙防止対策は労働者の健康の保持増進のための措置という位置づけとなり、また受動喫煙防止対策に対して、国は必要な援助に努めるものとしました。

また改正にもとづく厚生労働省労働基準局長通達「労働安全衛生法の一部を改正する法律の施行に伴う厚生労働省関係省令の整備に関する省令等の施行について」(P100参照)では細部事項が記載され、厚生労働省労働基準局安全衛生部長通達「労働安全衛生法の一部を改正する法律に基づく職場の受動喫煙防止対策の実施について(以下：職場の受動喫煙防止対策の実施について)」(P102参照)では具体的な受動喫煙防止対策への取り組みとなる事項がまとめられています。

こうした法律の改正や受動喫煙に関する社会認知の高まりなどから、裁判所の判断も受動喫煙に関する安全配慮義務は、過去の水準より、今後より高く判断される可能性があります。

- **労働安全衛生法**

    (目的)第一条　この法律は、労働基準法(昭和二十二年法律第四十九号)と相まつて、労働災害の防止のための危害防止基準の確立、責任体制の明確化及び自主的活動の促進の措置を講ずる等その防止に関する総合的計画的な対策を推進することにより職場における労働者の安全と健康を確保するとともに、快適な職場環境の形成を促進することを目的とする。
    (事業者等の責務)第三条　事業者は、単にこの法律で定める労働災害の防止のための最低基準を守るだけでなく、快適な職場環境の実現と労働条件の改善を通じて職場における労働者の安全と健康を確保するようにしなければならない。
    また、事業者は、国が実施する労働災害の防止に関する施策に協力するようにしなければならない。
    (受動喫煙の防止)第六十八条の二　事業者は、労働者の受動喫煙(室内又はこれに準ずる環境において、他人のたばこの煙を吸わされることをいう。第七十一条一項において同じ。)を防止するため、当該事業者及び事業場の実情に応じ適切な措置を講ずるよう努めるものとする。
    (国の援助)第七十一条　国は、労働者の健康の保持増進に関する措置の適切かつ有効な実施を図るため、必要な資料の提供、作業環境測定及び健康診断の実施の促進、受動喫煙の防止のための設備の設置の促進、事業場における健康教育等に関する指導員の確保及び資質の向上の促進その他必要な援助に努めるものとする。

- **労働契約法**

    (労働者の安全への配慮)第五条　使用者は、労働契約に伴い、労働者がその生命、身体等の安全を確保しつつ労働することができるよう、必要な配慮をするものとする。

● 健康増進法における「全面禁煙」

　健康増進法をもとにした厚生労働省健康局長通知では、「多数の者が利用する公共的な空間」を原則全面禁煙であるべきとしています。「職場」は「多数の者が利用する公共的な空間」とイコールではありませんが、重なりあう部分もあります。健康局長通知において努力義務を負っているのは施設の管理者で、労働安全衛生法では、受動喫煙対策をとる努力義務を負うのは事業者としています。

- **健康増進法**

    第五章　第二節　(受動喫煙の防止)第25条　学校、体育館、病院、劇場、観覧場、集会場、展示場、百貨店、事務所、官公庁施設、飲食店その他の多数の者が利用する施設を管理する者は、これらを利用する者について、受動喫煙(室内又はこれに準ずる環境において、他人のたばこの煙を吸わされることをいう。)を防止するために必要な措置を講ずるように努めなければならない。

健康増進法
国民が自ら健康な生活習慣に理解を深め、健康の増進を図ることを目的として制定された法律。第25条では、多数の者が利用する施設の管理者に対し、受動喫煙を防止するために必要な措置を講ずるよう求めており、罰則こそないものの努力義務を負う必要があるとしている(P105参照)。

施設管理者
工場、事務所など各種の施設の所有者や、所有者から管理を委託・委任された者(法人・個人)。

安全配慮義務
雇用者が業務を遂行させるときに労働者の生命、身体、健康を守らなければならない民事上の義務。

第1章 なぜ、職場においてたばこ対策が必要なのか

◆2014年(平成26年)改正
労働安全衛生法に関連する受動喫煙防止対策の推進についての要点

受動喫煙防止措置の努力義務(第68条の2関係)

労働者の健康の保持増進の観点から、事業者は、労働者の受動喫煙(室内又はこれに準ずる環境において、他人のたばこの煙を吸わされることをいう。以下同じ。)を防止するため、当該事業者及び事業場の実情に応じ適切な措置を講ずるよう努めるものとしたこと。具体的には、事業者において、当該事業者及び事業場の実情を把握・分析し、その結果等を踏まえ、実施することが可能な労働者の受動喫煙の防止のための措置のうち、最も効果的なものを講ずるよう努めるものとすること。

▶「事業者及び事業場の実情」について(現状の把握)

現状の把握のために、実情の例として下記が挙げられる。

- 特に配慮すべき労働者の有無
  (例:妊娠している者、呼吸器・循環器に疾患をもつ者、未成年者)
- 職場の空気環境の測定結果
- 事業場の施設の状況
  (例:事業場の施設が賃借であること、消防法等他法令による施設上の制約)
- 労働者及び顧客の受動喫煙防止対策の必要性に対する理解度
- 労働者及び顧客の受動喫煙防止対策に関する意見・要望
- 労働者及び顧客の喫煙状況

▶事業者及び事業場の実情の分析及び労働者の受動喫煙を防止するための措置の決定について(分析と対策の決定)

各立場の意見を聴き、衛生委員会または安全衛生委員会において検討し、措置を決定する。

▶「適切な措置」について(対策内容)

適切な措置には、ハード面だけでなくソフト面の対策も含まれ、効果的に組み合わせることが重要。

★ハード面の対策(施設・設備など)
- 敷地内全面禁煙
- 屋内全面禁煙 (屋外喫煙所の設置)
- 空間分煙 (屋内喫煙室の設置)
- 十分な換気措置 (飲食店等)

職場の空気環境
事業場内に喫煙可能な区域(喫煙室など)がある場合には、定期的に職場の空気環境の測定を行い、適切な職場の空気環境を維持するよう努めること。(空気環境の目安はP36参照)。

★ソフト面の対策(計画、教育など)
- 受動喫煙防止対策の担当部署の指定
  (労働者の相談対応や情報収集・分析を行い、衛生委員会などに報告)
- 受動喫煙防止対策の推進計画の策定
  (将来達成する目標と達成時期、当該目標達成のために講じる措置や活動等)
- 受動喫煙防止に関する教育、指導の実施等
- 受動喫煙防止対策に関する周知、掲示等

▶対策の実施、評価、見直し

「事業者及び事業場の実情」は変化するので、定期的に把握、分析、評価などを行い、問題がある職場については改善を促すなどの指導や、必要に応じて対策内容を見直すこと。

「空間分煙」としての喫煙室設置から「全面禁煙」へ

● 喫煙室の設置による「空間分煙」

　「職場の受動喫煙防止対策の実施について」(P102参照)では、ハード面の対策として「屋内全面禁煙」「空間分煙」「換気措置」があります。「換気措置」は、顧客が喫煙できることをサービスに含めている宿泊業、飲食店等で、全面禁煙、または空間分煙が困難な場合については、喫煙可能区域を設定した上で当該区域おいて適切な換気を行うための留意事項を定めたものです。「空間分煙」は、喫煙室のみで喫煙を認め、喫煙室以外の場所は禁煙とするとしています。受動喫煙防止措置のために、たばこの煙のもれない喫煙室の設置が必要であり、「職場において受動喫煙防止措置を講じる際の効果的な手法等の例」(P104参照)にて示しています。たばこの煙がもれない喫煙室を設置するのには費用がかかるため、厚生労働省では、喫煙室の設置費用について一定の補助を行っています(P20参照)。

　ただ、喫煙室は初期費用だけでなく、維持するための費用が必要となることも念頭においておくことが必要です(P15参照)。また、こうした喫煙室を設置しても、立ち入りの際に、空気の流れによって、廊下側に受動喫煙が生じることが検証されています(P14参照)。屋内に喫煙室をつくるのでは十分には受動喫煙は防げません。

● 医学的には「全面禁煙」に

　「屋内全面禁煙」とは、建物内や車両内全体を常に禁煙にすることをいいます。屋内喫煙室を設置や維持するといったコストはかからず、受動喫煙防止を実行できるというメリットがあります。

　政策として、厚生労働省健康局長通知「受動喫煙防止対策について」(P105参照)では、公共的な空間では「原則として全面禁煙」とすることを示しています。また労働安全衛生法改正法では、「労働者の健康の保持増進」のための措置として受動喫煙防止対策に取り組みが必要としていることからも、今後職場の全面禁煙化は進むと予測されます。

コラム　知っていますか？ たばこ規制枠組条約(FCTC)

　全世界をあげて、たばこ規制をすすめるため、「たばこの規制に関する世界保健機関枠組条約」(WHO Framework Convention on Tobacco Control)が、平成15年5月にWHOの総会で採択され、平成17年2月から発効しました。日本は平成16年6月に批准しています。条約には、たばこの消費、受動喫煙が健康・社会・環境・経済に及ぼす破壊的な影響から、現在と将来の世代を保護するとの目的が掲げられ、たばこの消費を減らすために、たばこの価格の引き上げやパッケージの警告の強化、広告の規制、受動喫煙の完全な防止など、各国が実施すべき方策がすべて明記されています。たばこは、もはや個人のマナーやモラルの問題ではなく、全世界で取り組んでいくべき健康問題です。

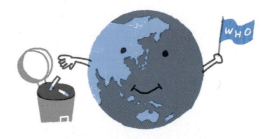

「屋内全面禁煙」から「敷地内全面禁煙」へ

「屋内全面禁煙」は、屋内の喫煙場所を一切なくし建物内はすべて禁煙にすることをいいますが、屋外も含めて敷地内全体を禁煙にすることを「敷地内全面禁煙」といいます。さまざまな研究調査の結果、受動喫煙を完全に防止するには敷地内禁煙が必要であり、屋外の喫煙場所からのたばこの煙は予想以上に広範囲に広がっていること、また喫煙した人が職場に戻ってから吐き出す呼気や衣服などから生じるサードハンドスモークも受動喫煙を生じることがわかってきました。受動喫煙には「安全域」はありません。わずかな受動喫煙でも有害性が検証され、受動喫煙は医学的には完全に防ぐべきものと考えられています。環境整備のゴールとしては敷地内全面禁煙が望まれます。

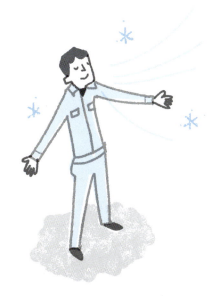

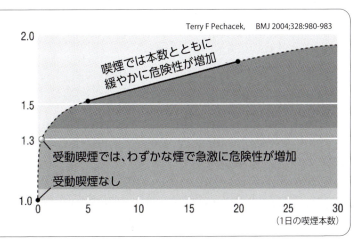

▶虚血性心疾患イベントの相対危険度

2004年に、ほんのわずかな受動喫煙でも危険であり、心臓発作が急激に増加することが判明しました。
この発表から、受動喫煙のリスクへの認識が大きく変わることになりました。

サードハンドスモーク
喫煙後の喫煙者の呼気や衣服や髪、また家具などの屋内環境に残留するたばこの汚染のこと。

コラム 受動喫煙の害は「PM2.5」の測定で「見える化」

大気汚染の深刻化を伝えるニュースなどで、一躍認知度の高まったPM2.5。これは煙に含まれる微粒子のことで、粒子サイズが小さいことから呼吸器への影響が大きく、WHOでは基準を設けて規制しています。大気中のPM2.5の濃度については、健康を保護するための目安として、環境省は「1年間の平均値が15μg/m³以下、かつ1日の平均値が35μg/m³以下」と基準を定めています。2013年2月に環境省が設置した専門家会合では、都道府県などが外出を自粛するなどの注意喚起を行う目安を「1日平均値が環境基準の2倍である70μg/m³」と設定しました。

喫煙室での測定では通常の規制レベル以上の濃度であることが多く、劣悪な状況であることが示されます。また喫煙室のドアの開閉ごとに規制レベルを上回るPM2.5の流出が観察されますので、喫煙室の撤去が必要であることを明確に示すことになります。

このように、たばこの害を数値として「見える化」することは、事業主や他部署などへの理解や協力が得やすくなり、たばこ対策の推進への大きな力になります。

▶PM2.5測定の事例　喫煙室と喫煙室前の粉じん測定結果

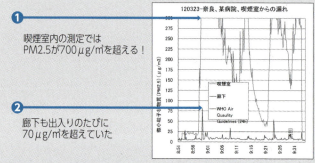

❶ 喫煙室内の測定ではPM2.5が700μg/m³を超える！

❷ 廊下も出入りのたびに70μg/m³を超えていた

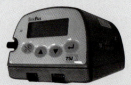

粉じん計測器

PM2.5など0.1μmの粒子を測定できる。上記のような腰にベルトでつけることができる小型・軽量のものもある。

★❶❷により、喫煙所の撤去につながる

▶徳島市内の公共的施設・空間における受動喫煙曝露の実態調査

産業医科大学　産業生態科学研究所　健康開発科学研究室　大和　浩先生発表資料による
www.tobacoo-control.jp/

［徳島阿波おどり空港、屋外喫煙コーナー（2010年6月30日、10:59 ～ 11:12）］

風下17メートルでもWHOの環境基準（24時間）を超える高い濃度の受動喫煙を受けていることが認められた。

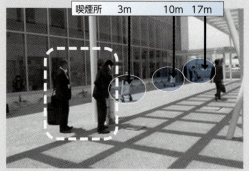
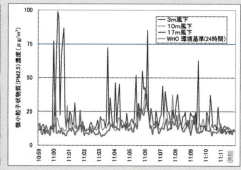

PM2.5

大気中に浮遊している2.5μm（1μmは1mmの千分の1）以下の小さな粒子のことで、以前から環境基準を定めて対策を進めてきた浮遊粒子状物質（SPM：10μm以下の粒子）よりも小さな粒子。PM2.5は粒子が非常に小さいため（髪の毛の太さの1/30程度）、肺の奥深くまで入りやすく、呼吸系への影響に加え、循環器系への影響が心配されている。

第1章 なぜ、職場においてたばこ対策が必要なのか

たばこ対策を"コスト削減"として訴求する

● "コスト"削減としてのメリット

たばこをコストとして、数字でとらえる試みがあります。喫煙室の設置、喫煙者の喫煙時間、喫煙率の変化と医療費の関連、喫煙者・非喫煙者の医療費など、喫煙にかかわるデータを、コストという形で「見える化」することは、事業主へたばこ対策の必要性を知ってもらうのに効果的な方法です。

たばこにかかわるコスト

喫煙者一人あたりの企業にかかる負担額（カナダ調査）

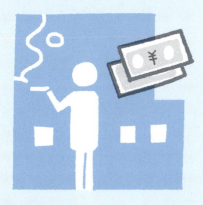

欠勤の増加	20,426円
労働時間のロス	193,162円
生命保険料の増加	6,661円
喫煙所の設備費用	7,549円
年間	約23万円

The Smoke Free Europe partnership : Smoke Free Europe makes economic sense, A report on the economic aspects of smoke free policies, 2005 [L20090910075] より改変

喫煙室のランニングコスト

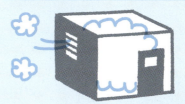

喫煙室1室あたり年間電気代 **25万円**

開口部分(1m×2m)に風速0.2m/sの空気の流れを生じさせるのには、1時間1,440m³の排気が必要。冷暖房や照明を含め1日13時間、月22日の運転を想定して計算。

喫煙による労働時間のロス

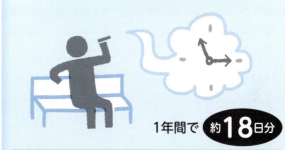

1年間で 約**18日分**

喫煙者が離席することで非喫煙者と比較すると時間的にロスが生じる。1日喫煙時間7分で5回として合計1日35分、1日8時間年間250日の労働条件では、1年間で18.2日の労働時間分となります。
(Weis,W.L.:PersAdm26(5):71.1981 [L20090910073])

（大和浩・産業医科大学「効果的な禁煙支援法の開発と普及のための制度化に関する研究」）

たばこは効率低下につながる？

▶**作業効率**
　喫煙者は血液中のニコチン含有量の減少により集中力を維持することができなくなる。ニコチン切れという中毒症状という病理的な原因によるものであり、結果的に労働者の潜在能力を低下させる。

▶**施設効率**
　職場スペースとして、喫煙者だけ使用する喫煙室の設置はスペースの非効率的な使用となる。

▶**職場環境**
　喫煙習慣のある労働者には喫煙のための場所が設置され、より頻繁に休憩が認められるということは、喫煙習慣のない労働者から見ると不公平に感じ、問題となる。

● 喫煙者のプレゼンティーイズム

　生産性損失について、近年注目されているのがプレゼンティーイズム(presenteeism)。出勤しているが、精神面を含めた健康上の理由で仕事のパフォーマンスが低下している状態のことをいいます。対義語は、労働者の休業を示す「アブセンティーイズム(absenteeism)」。

　アブセンティーイズムは、欠勤日など数字としてあらわれますが、プレゼンティーイズムは把握しにくいもの。しかし、プレゼンティーイズムは、実際は製品やサービスの質の低下、労働災害の増加、他の労働者への悪影響、顧客との関係に問題が生じる可能性もあるなど、実は高額なコストをうむ可能性があります。

　米国の研究では、喫煙者の年間生産性損失時間は約130時間にもなり、そのうちプレゼンティーイズムが76.5時間を占めます。金額にすると一人あたり4,430ドル(うちプレゼンティーイズムが2,619ドル)となり、半分以上がプレゼンティーイズムによる損失となります。また非喫煙者、元喫煙者と比較して、現在の喫煙者の生産性損失が最も高いという結果となりました。

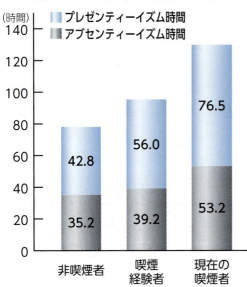

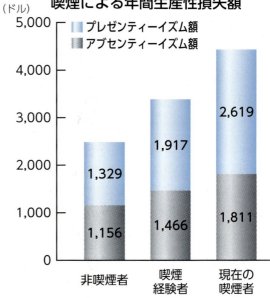

資料：JD Sean Sullivar Co-founder, President & CEO Institute for Health and Productivity Management (IHPM)

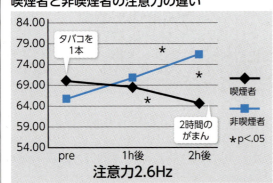

資料：東山明子　禁煙科学

第1章 なぜ、職場においてたばこ対策が必要なのか

コラム 喫煙習慣は労働災害リスクに

喫煙者と非喫煙者では、喫煙者が労働災害のリスクがより高くなります。また、喫煙者本人だけでなく、受動喫煙によっても、労働災害に影響がでることもデータとしてわかってきました。労働災害の予防は、労働者と事業所どちらにもメリット。たばこ対策を進めることは、労働災害の発生を低下させることにつながります。

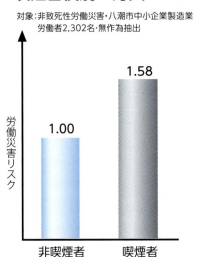

喫煙習慣別の労災リスク
対象：非致死性労働災害・八潮市中小企業製造業
労働者2,302名・無作為抽出
非喫煙者 1.00 / 喫煙者 1.58

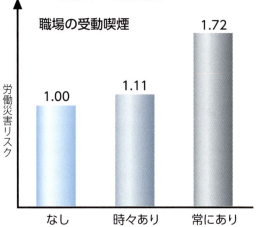

受動喫煙状態別の労災リスク
対象：非致死性労働災害・八潮市中小企業製造業
労働者2,302名・無作為抽出
職場の受動喫煙
なし 1.00 / 時々あり 1.11 / 常にあり 1.72

Nakata A et al. Non-fatal occupational injury among active and passive smokers in small- and medium-scale manufacturing enterprises in Japan. Soc Sci Med. 2006 Nov;63(9):2452-63

あなたの職場の喫煙によるコストは？

下記に数字を入れて、実際に喫煙によるコストを計算してみましょう。

- 社員数 ……………………… [　　] 人
- 喫煙率 ……………………… [　　] ％
- 1人当たりの1日の喫煙回数 … [　　] 回
- 1回の平均喫煙時間（離席から着席までの時間） [　　] H
- 1人1時間当たりの経費 ……… [　　] 円
- 1人の平均月間勤務日数 …… [　　] 日
- 全てをかけたらいくらになるか … [　　] 円

あなたの職場のコストは？ A社B工場の例

- 社員数：1,000人
- 喫煙率：42.5％
- 1人当たりの1日の喫煙回数：2回
  （お昼休憩、午前1回、午後1回一斉休憩時の喫煙は除く。喫煙だけの離席のみカウント）
- 1回の平均喫煙時間（離席から着席までの時間）：0.2H（12分）
- 1人1時間当たりの経費：4,000円
- 1人の平均月間勤務日数：16日

1,000人×0.425×2回×0.2時間（12分）×4,000円×16日＝**1,088万円／月**

たばこ対策は医療費削減につながるか？

● 医療費削減としてのメリット

　たばこ対策の必要性を「医療費の削減」として、上司や関連部署に訴えたいと思って調べたところ、実は喫煙者の医療費が非喫煙者と比較してそれほど高くなかったというケースが少なくありません。喫煙の害ははっきりしているのに、なぜ数字としてはあらわれないのでしょうか。

　理由としては、喫煙者は重症になるまで医療機関に受診しない傾向があること。重大な病気が発症して治療（医療費がかかる）となると禁煙することが多く、喫煙者としてカウントされなくなること。そして喫煙の害が医療費としてあらわれる疾病(例えばCOPD)は現役引退後に発症することなどが考えられます。

　つまり、喫煙者は医療機関にかかるときは重症化していることが多く、また治療が長期化する傾向にあります。長期的な視点で医療費削減を考えると、やはりたばこ対策が重要といえるでしょう。

　なお、事業所や健康保険組合で自らデータを収集分析し、実際の対策に役立てているケースも多く見られるようになりました（P51〜55参照）。

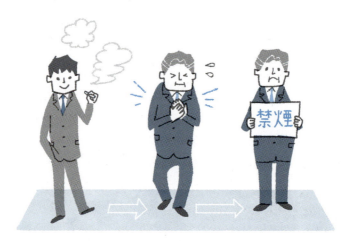

▶喫煙と医療費との関連

■ 非喫煙者が49.2万円に対し、喫煙者全体では52.2万円となっており、その差は約3万円で約6％の増加となっている。

■ また、喫煙本数が増えるほど医療費が高く、1日30本以上吸う喫煙者では、非喫煙者に比べて約6万円も高く、約12％も医療費が余分にかかっている。

性、年齢、身体活動機能レベルの影響を補正

	万円
非喫煙者	49.2
喫煙者	52.2
1〜14本	51.3
15〜29本	52.6
30本以上	55.2

対象：宮城県大崎保健所管内の1市13町の国保加入者5万人（40〜79歳）
医療費：1995年1月〜1996年11月分
（辻一郎、生活習慣、健診結果が生涯医療費に及ぼす影響に関する研究1998）

COPD
慢性閉塞性肺疾患。有害な粒子やガスを吸い込んでしまうことで、肺や気管支が炎症を起こし、その進行により肺の細胞が壊れ、呼吸が上手くできなくなる病気。COPD患者の実に90％が喫煙者。

たばこ対策のコンセンサスを得るために

● たばこ対策のメリットに職場の意識を向ける

　たばこ対策を進めていくことは、いまや職場の常識になりつつあります。職場のたばこ対策の推進によって、労働者の疾病予防や健康の保持増進のみならず、コストの削減、生産性の向上、企業としてのイメージアップ、顧客満足度の向上など、さまざまなメリットがうまれます。

　たばこ対策をスムーズにすすめるには、こうしたたばこ対策のメリットを明確に伝え、職場全体でメリットに意識を向けるようにすることです。「空気がきれいになった」「禁煙する人があらわれた」など、たばこ対策担当者自身も、さまざまな機会をとらえて、たばこ対策のメリットを広報するようにしましょう。

● たばこ対策は喫煙者にとってもメリット

　たばこ対策は喫煙者にも大きな恩恵があります。例えば、喫煙場所を減らすことは、喫煙者との対立を引き起こして当然と思われがちですが、実際にはそうとは限りません。喫煙場所を減らして喫煙しにくくすることが、喫煙者の禁煙動機付けにつながることも少なくないからです。

　実際、禁煙したことを後悔する人はいません。仕事の能率が上がるようになった、集中力が持続するようになった、家族のせきが減った、喫煙場所を探さなくてよくなった、においを気にしなくてよくなった、食後に家族とゆっくり話すようになった、ものごとを前向きに考えられるようになったなど、禁煙により健康面以外にも多くのメリットを得ることができます。その結果、たばこ対策の推進を「禁煙への良いきっかけを与えてくれた」と感じ、担当者は感謝されます。つまり、本来はたばこ対策は、喫煙者にとってもメリットの多いのものであるはずです。

　もちろんそのためには、喫煙場所を減らすだけでなく、禁煙方法をふくめた知識・啓発や、希望者が禁煙治療を受けることができるような体制づくり（禁煙外来や禁煙支援薬局への紹介体制の構築など）が必要です。こうした対策があれば、喫煙者はたばこ対策を自分にもメリットのあるものとして受け止めることができます。

　もっともまずいのは、喫煙場所を減らすだけで、教育・啓発や禁煙支援対策を講じない場合です。喫煙者は追い詰められた気分になり、たばこ対策に反発します。これではせっかくの喫煙場所の削減も、喫煙者の禁煙チャレンジにつながりません。

● 喫煙者 VS. 非喫煙者ではなく、たばこ VS. 職場（みんな）

　たばこ対策を進める中で、「喫煙者は悪者だ」といった雰囲気になることは避けるべきです。喫煙者がたばこをやめられないのはニコチン依存という疾病が生じているからであり、喫煙者はたばこの被害者です。悪いのはたばこであり、喫煙者も非喫煙者も協働して進めるのがたばこ対策です。喫煙者VS.非喫煙者ではなく、たばこVS.職場（みんな）との構図を意識してたばこ対策を構築しましょう。

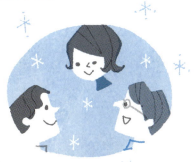

たばこ TOPICS　厚生労働省　職場の受動喫煙防止対策の支援

■受動喫煙防止対策に係る相談支援（利用はすべて無料）

●相談支援業務

①事業場における喫煙室の設置、浮遊粉じんまたは換気量の要件への対応など技術的な内容について、専門家による電話相談を行います。（必要に応じて実地指導も実施）
②受動喫煙防止対策に関する説明会を全国で実施します。
③企業の研修や団体の説明会に講師を派遣し、受動喫煙防止対策について説明します。
　【相談ダイヤル】☎050-3537-0777
　【ホームページ】http://www.jashcon.or.jp/contents/second-hand-smoke
　【事業委託先】一般社団法人　日本労働安全衛生コンサルタント会

●測定支援業務（測定機器貸出し）

①職場環境の実態把握などを行う際の支援として、デジタル粉じん計、風速計、一酸化炭素計、臭気計の無料貸出しを行います。
②専門家が事業場に行って、測定方法を説明します。
③企業の研修や団体の説明会で、専門家が実演を交えながら、測定方法を説明します。展示用の機器も無料で貸出します。
　【相談ダイヤル】☎050-3642-2669
　【ホームページ】http://www.amarans-opd.com/
　【事業委託先】株式会社 アマラン

■受動喫煙防止対策助成金制度

●対象事業主

①労働者災害補償保険の適用事業主
②次のいずれかに該当する中小企業事業主

業　種		常時雇用する労働者数※	資本金※
小　売　業	小売業、飲食店、配達飲食サービス業	50人以下	5,000万円以下
サービス業	物品賃貸業、宿泊業、娯楽業、医療・福祉、複合サービス（例：協同組合）など	100人以下	5,000万円以下
卸　売　業	卸売業	100人以下	1億円以下
その他の業種	農業、林業、漁業、建設業、製造業、運輸業、金融業、保険業など	300人以下	3億円以下

※労働者数か資本金のどちらか一方の条件を満たせば、中小企業事業主となります。

③事業場内において、措置を講じた区域以外を禁煙とする事業主

●助成対象となる措置

①一定の基準※を満たす喫煙室の設置・改修
　※喫煙室の入口で、喫煙室内に向かう風速が0.2m/秒以上
②一定の基準※を満たす屋外喫煙所（閉鎖系）の設置・改修
　※喫煙所での喫煙で、喫煙所の直近の建物の出入口などにおける粉じん濃度が増加しない
③一定の基準※を満たす換気装置の設置など（宿泊業・飲食店を営んでいる事業場のみ）
　※喫煙区域の粉じん濃度が0.15mg/m^{3}以下、または必要換気量が70.3×（席数）m^3/時間以上

●助成率、助成額

喫煙室の設置等などにかかる工費、設備費、備品費、機械装置費などの2分の1（上限200万円）

●申請書等提出先

各都道府県労働局労働基準部健康安全課（または健康課）
※工事着工前の申請が必要です。

（2015年6月現在）

第2章

たばこ対策事業の企画の仕方・展開の仕方
～なにをどのように推進すべきか？

実際にたばこ対策の推進に必要な情報を現状把握、計画、実行、評価という事業の流れに沿ってまとめました。

たばこ対策の事業全体の流れを把握

● 他の事業と同様に「現状把握」「計画」「実行」「評価」のサイクルを回す

　事業の推進はすべて「現状把握」「計画」「実行」「評価」の4つの要素からなり、その評価を改善につなげて、よりよい事業として継続していくことで成り立っています。これはたばこ対策でも同じです。

　下記に、たばこ対策の事業を進めていくうえで、どのような項目があるか、全体の流れを図で示しました。

● 事業計画は職場によりさまざま

　たばこ対策については、職場それぞれに歴史があります。分煙が進まない時期が長かったり、トップの一声で全面禁煙を推進することになったりなどさまざまです。ですから、たばこ対策は、完璧な事業計画というお手本があって、それを実行していけば、事業がスムーズに成功するというものではありません。自分の職場にとって、最適な事業計画をつくり推進していくことになります。

たばこ対策事業の流れ

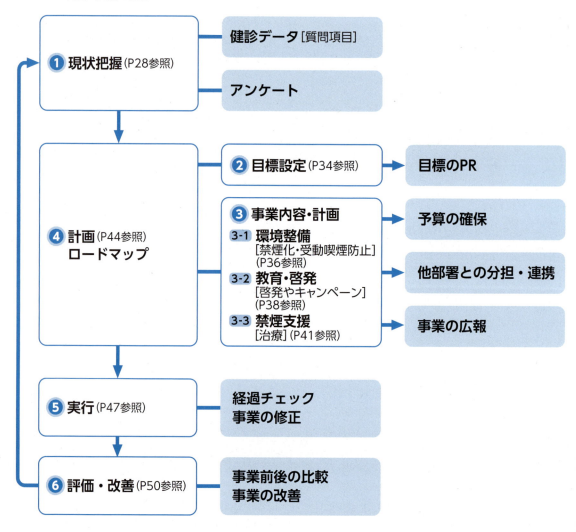

● たばこ対策事業の三本柱

　世界銀行の調査では、過去に喫煙率の減少に役立ったのは、「たばこ価格の値上げや入手困難」、次いで「禁煙キャンペーン」「喫煙場所の制限や禁止」「禁煙支援」でした。
　たばこの価格の値上げは、職場ではできませんが、「環境整備（禁煙化・受動喫煙防止）」「教育・啓発（啓発やキャンペーン）」「禁煙支援（治療）」の3つは職場でできることです。
　職場でのたばこ対策推進においても、この3つの柱をしっかり実施することが重要となります。

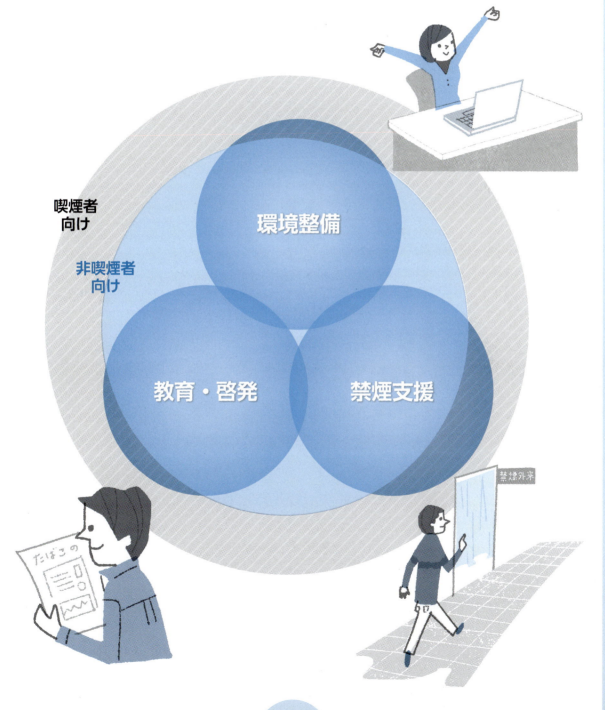

たばこ対策の担当部署・担当者

● 事業主の役割と組織体制

　「職場の受動喫煙防止対策の実施について」(P102参照)では、職場における受動喫煙防止対策の実施にあたり、事業者は受動喫煙防止対策を推進するための計画を策定することが効果的としています。計画は、経営幹部の指導のもとに、労働者の積極的な協力を得て、衛生委員会などで十分に検討することが望ましいと記載しています。また受動喫煙防止対策の担当部署や担当者を指定し、対策全般についての事務を職務として遂行することが効果的としています。

　また対策を効果的に進めるために、経営幹部、管理者、労働者のそれぞれの果たす役割を示し、協力して取り組むこととしています。

経営幹部：対策が労働者の健康保持増進に資することを認識し、実情を把握し、事業場における適切な措置を決定するよう努めること。

管理者：受動喫煙対策を率先し実施するとともに、労働者に対して適切な措置に従った取り組みを行うよう周知啓発、指導し、対策の推進に積極的に取り組むこと。

労働者：対策の推進には労働者の意識、行動が重要。決定された措置や基本方針を理解しつつ、必要な対策について積極的に意見を述べること。

● 健康保険組合の役割と組織体制

　健康保険組合は、組合員の健康を守る観点から、保健事業の一環として、喫煙対策の教育・啓発や、喫煙者の禁煙支援の役割などを喫煙対策として実施しています。中長期にわたる保健事業の企画立案・実施計画の策定、評価などのために設置される健康管理事業推進委員会の場を、たばこ対策に活用できます。衛生委員会への参画などを通じて、事業主と連携をはかることが重要です。

● 産業医の役割

　産業医は、労働者の健康を確保するため必要があると認めるときは、事業者に対し、労働者の健康管理等について必要な勧告をすることができます。また産業医は、少なくとも毎月1回作業場等を巡視し、作業方法または衛生状態に有害のおそれがあるときは、ただちに、労働者の健康障害を防止するために必要な措置を講じなければなりません。つまり、産業医は事業者に直接、医学的立場から話ができます。産業医がたばこ対策の必要性に関して十分に理解し、たばこ対策の推進を事業主に進言する場合には、たばこ対策は進めやすくなります。したがってたばこ対策の担当者になったら、普段から産業医とは連絡を密にし、産業医がたばこ対策を支援してもらえるように、働きかけることが重要です。

衛生委員会
労働者の健康障害防止、健康保持増進などを審議して、事業者に対して意見を述べる機関。50人以上の労働者を使用する事業場ごとに、事業者は設置しなければならない。

管理者
労働者と現場で接する管理監督する立場の者。

健康保険組合
健康保険法に基づき、健康保険を営むために、事業主とその事業所の被保険者によって組織される団体。

産業医
職場において労働者の健康管理等を行うために、医学的知識が不可欠なことから常時50人以上の労働者を使用する事業場において選任される医師のこと。

たばこ対策における役割

事業主、労働組合の役割		健康保険組合の役割
事業主 ● 受動喫煙防止対策 ● 職場の環境整備	**労働組合** ● 人事・総務等へのたばこ対策推進への働きかけ ● 労働者の喫煙に関する要望のとりまとめ ● 労働者への健康教育への参加推進	● たばこ対策(教育・啓発) ● 健康・メンタル相談
衛生委員会		**健康管理事業推進委員会**
● 事業主による設置 ● 設置基準　従業員50人以上の事業所 ● 毎月1回以上の開催		● 健康保険組合が設置 ● 健康保険組合事業運営方針に基づく
委員の構成		**委員の構成**
● 統括安全衛生管理者(事業主の指名) ● 衛生管理者(資格者で事業主が指名) ● 産業医 ● その他委員(半数は労働組合推薦)		● 事業主及び被保険者 ● 医師、保健師など専門知識を有するもの ● 組合事務局職員
メリット/デメリット		**メリット/デメリット**
○ 事業所ごとに開催するため、情報が共有され事業が実施しやすい × 健康保険組合が参加するには承認が必要		○ 健康保険組合が推進する事業への事業主、労働組合への認知が高まる × 事業が従業員へ浸透しにくい

現場の声　事業主と健康保険組合

　喫煙率を下げるには、強制力がどうしても必要だと感じます。自治体だと「歩きたばこ禁止」というようなことができるのですが、健康保険組合は被保険者・被扶養者といった本人への働きかけや、個人への意識改革が中心です。事業所は喫煙室をなくすなど強制力をいかした対策が実施できます。事業主と健康保険組合がお互いに補いあって事業を進めるのがベストだと思います。

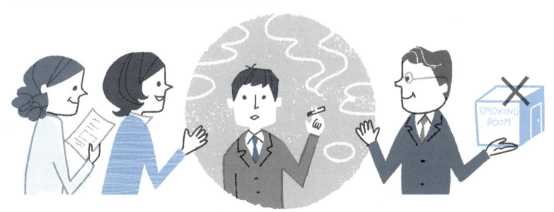

たばこ対策を進めるために心がけておくこと

▶1 たばこ対策推進の基本は、「環境整備」「教育・啓発」「禁煙支援」の三本柱の事業であり、事業所総務部や施設管理の部署が「環境整備」を担当し、健康保険組合や医療者が担当するのは「教育・啓発」「禁煙支援」といった分担が原則であることを忘れないことが大切。「環境整備」は喫煙ルールの制定を含む強制力が必要な部分であるので、この部分は構成員が強制力を持つことができる部署が担当することが望ましく、企業の人事部などが担当することが多くみられる。

▶2 喫煙の有害性やたばこ対策推進の根拠となる法律や医学知識、禁煙支援など、禁煙推進の基本になる知識を習得する。

▶3 非喫煙者への「教育・啓発」の出来不出来がたばこ対策の成功を左右するので、非喫煙者への「教育・啓発」をまず心がける。

▶4 喫煙者に対しては、喫煙者が知りたいと思う情報を伝えることが反発を招かないために重要。喫煙者がもっとも知りたいのは「禁煙したらずっと苦しいのか？」「楽して禁煙できる方法はないのか？」の2点であり、第3章の禁煙支援・禁煙治療の内容を含め、喫煙者の気持ちに沿った情報提供を行うと反発されない。

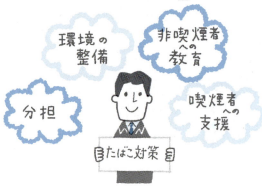

現場の声　事務職が担当者に

産業医や保健師といった医療者でなく、事務職がたばこ対策の担当になってしまいました。喫煙者の反発を受けずに、たばこ対策を進める方法を教えてください。

> **コメント**
> たばこ対策は、医療者でないとできないというものではありません。多くの企業で、医療者でない人たちが担当しています。もちろん、医療職と協力体制をとることは事業推進に重要です。

現場の声　名刺に禁煙支援士！

日本禁煙科学会認定の資格である「禁煙支援士」を取得しました。名刺に記載したところ、名刺交換の際には、必ずこの「禁煙支援士」について話題に！　事務職である私がたばこ対策を担当するにあたり、禁煙について勉強していること、禁煙支援を推進していることのよいPRとなっています。

職場のたばこ（喫煙）対策の変遷

非喫煙者の快適職場への対策　職場における非喫煙者と喫煙者の共存

- 平成4年7月　労働省告示第59号
  屋内作業場では、空気環境における浮遊粉じんや臭気等について、労働者が不快と感ずることのないよう維持管理されるよう必要な措置を講ずることとし、必要に応じ作業場内に喫煙場所を指定する等の喫煙対策を講ずること。

- 平成8年2月　基発第75号
  「職場における喫煙対策のためのガイドライン」(旧ガイドライン)を策定。

職場における非喫煙者の受動喫煙防止を推進

- 平成14年6月
  健康局において設置された分煙効果判定基準策定検討会において、分煙のための新たな判定の基準を提示。

- 平成14年7月制定　平成15年5月施行　健康増進法（平成14年法律第103号）
  事務所その他多数の者が利用する施設を管理する者に対し、受動喫煙防止対策をとることを努力義務化。

- 平成15年5月
  「職場における喫煙対策のためのガイドライン」(新ガイドライン)を策定。
  労働者の健康確保と快適な職場環境の形成を図る観点から、一層の受動喫煙防止対策の充実を図る。

- 平成17年2月
  「たばこの規制に関する世界保健機関枠組条約」が発効。

- 平成19年6月〜7月
  第2回締約国会議において「たばこの煙にさらされることからの保護に関するガイドライン」が採択。

- 平成21年3月
  「受動喫煙防止対策のあり方に関する検討会報告書」

- 平成22年2月
  厚生労働省健康局長通知「受動喫煙防止対策について」
  多くの人が利用する公共的な空間では、原則全面禁煙。少なくとも官公庁や医療施設は全面禁煙が望ましいとした。

- 平成21年7月〜平成22年5月
  職場における受動喫煙防止対策に関する検討会

- 平成22年5月
  「職場における受動喫煙防止対策に関する検討会」報告書

受動喫煙対策として空間分煙から全面禁煙へ

- 平成22年6月
  閣議決定された「新成長戦略」では「受動喫煙の無い職場の実現」が目標として設定。

- 平成22年12月
  労働政策審議会による「今後の職場の安全衛生対策について」建議
  受動喫煙の有害性に関する知識の普及や受動喫煙防止に関する労働者の意識の高まりなどを踏まえ、一般の事務所、工場等については、全面禁煙や空間分煙とすることを事業者の義務とすることが適当としている。

- 平成24年6月
  閣議決定された「がん対策推進基本計画」に、受動喫煙に関する数値目標が盛り込まれる。

- 平成24年10月
  厚生労働省健康局長通知「受動喫煙防止対策の徹底について」

- 平成25年4月
  「健康日本21（第二次）」に、成人の喫煙率の減少（喫煙をやめたい人がやめる）と、受動喫煙に関する数値目標が盛り込まれる。

- 平成26年6月
  労働安全衛生法改正。受動喫煙の防止対策が事業者の努力義務となる。
  受動喫煙防止に係る規定施行（平成27年6月）。

1 現状を把握する

● 第一に喫煙率の把握。次いで社内の喫煙の現状を知ること

　事業者は、喫煙率を把握するには、もっとも簡単には**定期健康診断**時の問診などで聴取したデータを活用することがあげられます。健康保険組合は、**特定健康診査**の問診項目として喫煙歴があり、**特定保健指導**において**対象の階層化**のために喫煙の有無の確認が必要です。健診担当機関には、必ず健診の問診で喫煙を確認することを求めましょう。多少は虚偽申告もありますが、比較的正確なデータが得られますし、年齢別・性別はもちろん部署別や職種別・営業所別などの分析も実施できます。

　喫煙率を独自に把握していなくても、それ以外に喫煙や禁煙についての意識調査などとともに実施する方法もありますが、回収率が望むところまで上がらない可能性があります。

　社内の喫煙場所の現状と喫煙ルールは、もっとも容易に把握できて大事な現況です。社内を実際に歩いてみれば喫煙場所の現状がわかりますが、他の事業所などについては調査をかけることも必要です。調査することで、社内の禁煙への意識が変わりはじめるというメリットもあります。

　また、「社内で規定されている喫煙ルール（表向きのルール）」と「実際の現状」の両方を把握することも重要です。例えば、規定では「建物内では喫煙は喫煙室のみ」のはずが、実際は「非常階段での喫煙は許容範囲としている」、また「勤務中は禁煙」のはずが「移動の車中では実際は喫煙自由」といったことです。こうした現状を把握するためには、調査を行うときに、規定の喫煙ルールを記載してもらう質問項目と実情を知るための質問項目とを別に設けることが重要です。

現場の声　調査の失敗

　たばこ対策推進の担当になって、いきおいこんで各事業所に喫煙対策についての質問票を配りましたが……結果は失敗でした。事業所に尋ねたかったのは各事業所での喫煙場所の実際についてだったのですが、質問票には「事業所の喫煙場所について教えてください」としか書かなかったために、事業所によっては「喫煙室を5階に設置」といった回答だけであったり、「ベランダでの喫煙もあります」など決められた喫煙場所が守られていないことばかり書いてあったりで、結局70か所以上あるすべての事業所に電話で確認するはめになりました。次回からは「事業所で決められた喫煙のルールについて教えてください」「実際の喫煙場所はどのようになっていますか」「決められた喫煙ルールは守られていますか」といった細かい質問にすべきことを学びました。

定期健康診断
事業者は、使用する労働者に対して、1年に1回、定期に医師による健康診断を行わなければならない。平成20年度より、問診において、喫煙の有無の確認の徹底が通知された。

特定健康診査
「高齢者の医療の確保に関する法律」にもとづき医療保険者は40歳以上75歳未満の加入者に糖尿病など生活習慣病に着目した健康診査の実施が義務づけられた。

特定保健指導
特定健診の結果から、内臓脂肪の蓄積を起因としておこるメタボリックシンドロームとその予備群を対象に、肥満解消など生活習慣の改善を支援する保健事業。

対象の階層化
健診後、特定保健指導の対象となる者を選定する。リスクの数に応じて支援のランクが変わるが、リスクの一つとして、喫煙習慣が数えられる。

たばこ対策事業の企画の仕方・展開の仕方 **第2章**

コラム　現場のカンをいかす

　現場のみなさんの強みは何と言ってもカンが働くことです。たとえば「わが社は入社前は喫煙していないようだが、入社後に喫煙を開始する社員が多いように思う」とのカンが働くと「では、入社後に喫煙を始めた新入社員の数も調べてみよう」と思いつくことができます。そして実際に入社後の喫煙開始者が多いという問題点（課題）が明確になれば、入社時研修に禁煙のことを入れたり、配属課で喫煙開始を防止するキャンペーンにとつながります。つまり現場のカンは、的を射た現状把握、的を射た計画に直結します。

　さらに現場でのカンがあると「女性の喫煙が多いように思うので男女別の喫煙率を出してみよう」「夜勤者の喫煙が多いように思うので事業所別のデータも出してみよう」など、分析にも見通しが持てます。それが正確な現状把握につながります。

現場の声　喫煙とメンタルスコア

　健診の問診票にあるメンタルスコアのデータを3年分、非喫煙者と喫煙者とで比較したところ、3年分すべて喫煙者の点数が悪いことがわかりました。他にも、喫煙者のほうが労働時間が長く、睡眠時間が短く、運動している割合が少ないという、どれもこれも喫煙者のほうが悪い結果になりました。たばこ対策単独ではなく、こうしたメンタルの問題などとからめて働きかけてみようと思っています。

現場の声　アンケート調査にみる非喫煙者の気持ち

　社内でたばこ対策について匿名のアンケートをとったところ、最後の自由記述に、非喫煙者からの意見は驚くぐらい過激な意見が多かったのです。「喫煙者は禁煙をさせろ」「喫煙者は雇うな」「そもそも勤務中の喫煙はさぼりだ」とか。反対に喫煙者側から、積極的に「たばこを吸わせろ」という意見はまったくない。こうしたアンケートを全社員にオープンにできれば喫煙対策も進むのだろうと思います。

喫煙率の傾向と注意点

　一般的には、職場の喫煙率は、男女ともに30歳代がもっとも高く、年齢が高くなるにしたがって低下する傾向にあります。男女別、年齢層別、事業所別の喫煙率のデータを得るとそれぞれの特性が把握でき、さらに職場でのたばこ対策に役立つデータとなります。健康保険組合などと協力して被扶養者のデータも把握できればベストです。

　なお喫煙者の定義については、未成年の場合には過去1か月に吸った喫煙本数などの定義があるのですが、成人の場合には「習慣的に喫煙している人」の定義でよいと思われます。しかし女性の多い職場では、本数の少ない女性は非喫煙者と回答する傾向がみられますので、もう少し詳しく、「1週間に1本以上、喫煙する人」のように質問すると正確な回答が得られます。

現場の声　喫煙率、調べてよかった！

　研究会での調査で他の会社と比較して、自社の喫煙率の高さを社内で話したところ、やはりなにかやらなければいけないという認識が広がり、たばこ対策が進めやすくなりました。喫煙率などデータをきちんととっていくことはとても大事ですね。

現場の声　喫煙率の「見える化」

　現在、工場単位ではなく会社単位で喫煙率を出して、社長のところまで「見える化」するという計画を立てています。事業所の人事部、健康管理、健保が連携をして喫煙率や喫煙場所の数など現状把握を実施する予定です。現状把握ができれば、まず人事部に結果を届け、人事部から安全委員会に情報を提供してもらって、会社の上層部に現状を認識してもらうという計画です。上の人が認識してくれれば、下にも浸透していくと考えています。

喫煙率は構成員の特性がある（全国データとの比較）

　全国データと比較して自分の職場の喫煙率を評価してみましょう。日本の成人の喫煙率は、20%に比べて、高い・低いという評価がよく使われますが、この数値は、相対的に喫煙率の低い60歳以上を含めたものであり、男女の平均のものです。そのため、職場の年齢構成、男女構成の比率により全体の喫煙率が左右されてしまうので注意が必要です。性別・年齢別・事業所別のデータがあると、対象者ごとに絞り込んだアプローチが可能となり効果的なたばこ対策を立てることができます。

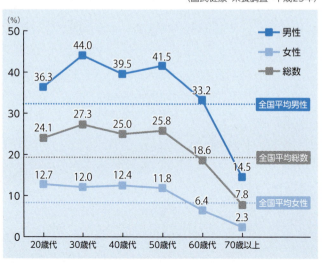

現在習慣的に喫煙している者の割合（性・年齢階級別）
（国民健康・栄養調査　平成25年）

● 現状分析チェックシートの活用

喫煙率、喫煙状況がわかったら、次は現状分析チェックシートを使って、より正確で総合的な現状評価を行います。

◉ 現状分析チェックシート

下記は、たばこ対策研究会にて作成した「現状分析チェックシート（2012年度版）」です。自分たちの職場の状況ややるべきことなどを知ることができ、たばこ対策をより効果的に進めることができます。また事業の経過チェック、評価としても活用できます。健康保険組合の立場からの質問事項となっていますが、事業所の視点でも同様に利用できます。

©保険者機能を推進する会　たばこ対策研究会

たばこ対策ロードマップ・現状分析チェックシート

現状把握

たばこ対策を進めるには、まずは現状把握から。すべて把握する必要はないかもしれませんが、把握していれば具体的な対策を打てるはずです。
下記の設問に対し、健康保険組合の立場で、お答えください。

		はい	いいえ
a-1	特定健診（40歳以上対象）の喫煙率を把握していますか		
a-2	従業員の喫煙を把握していますか		
a-3	各事業所の喫煙に関するルールを健保で把握していますか		
a-4	各事業所で禁煙を奨励するアクションがとられているかを把握していますか		
a-5	社員のたばこに対する意識調査を行っていますか（クレーム等含む）		
a-6	喫煙関連疾病発生との関連性を分析し、健保で喫煙者・非喫煙者別の医療費分析をしていますか		
a-7	喫煙スペースに掛かるコストを把握していますか		
a-8	喫煙者の離席による生産性の低下を金額で把握していますか		

推進体制の確認

現状把握の次は、実際に推進するための体制の確認です。
どの程度まで準備ができていますか。

		はい	いいえ
b-1	たばこ対策に向けた健康保険組合の方針（喫煙率・行動目標）はありますか		
b-2	たばこ対策を遂行する担当者がいますか		
b-3	たばこ対策のためのツール（物品・情報）はありますか		
b-4	たばこ対策のための予算はありますか		
b-5	健康保険組合のたばこ対策について理解のある事業主はいますか		
b-6	事業所とたばこ対策について話し合いの場がありますか		
b-7	その話し合いは継続的に開催されていますか		
b-8	話し合いの場に健保の担当者が参加していますか		

喫煙環境の確認

下記の質問内容は、主に事業主の領域ですが、下記の設問に対し職場の環境としてどうなっていますか。

		はい	いいえ
c-1	社内において、たばこの販売をしていない		
c-2	喫煙室を整備し、分煙をしていますか		
c-3	建物内全面禁煙をしていますか(この項目が○であれば「c-2」も○になります)		
c-4	敷地内全面禁煙をしていますか(この項目が○であれば「c-2」「c-3」も○になります)		
c-5	勤務時間中の喫煙時間を制限をしていますか		
c-6	社内において、《禁煙(喫煙)ルール》が明文化されて、それが表示されていますか		
c-7	社外(営業先、社用車内)を禁煙にしていますか		
c-8	禁煙のルールが守られているかどうかチェックしていますか		

教育・啓発

たばこ対策は、喫煙者へはもちろん、非喫煙者や周りの家族、禁煙サポーターにも理解を得たいものです。

		はい	いいえ
d-1	"喫煙者"へたばこの害(受動喫煙も含む)・禁煙する方法(サポート事業等)について啓発・教育を行っていますか		
d-2	"非喫煙者"へたばこの害(受動喫煙・COPD等)・禁煙事業について啓発・教育を行っていますか		
d-3	サードハンドスモークについて啓発・教育をしていますか		
d-4	"家族"へたばこに関する啓発・教育を行っていますか		
d-5	健保の理事会・組合会でたばこ対策に関する情報提供を行っていますか		
d-6	事業主との話し合いの場でたばこ対策に関する情報提供を行っていますか		
d-7	労働組合または社員の代表にたばこ対策に関する情報提供を行っていますか		
d-8	禁煙教育セミナー・研修を行っていますか		

支援・治療

具体的に禁煙のための支援や治療を行っていますか？

		はい	いいえ
e-1	禁煙キャンペーン・外部禁煙プログラム(禁煙マラソン)を実施していますか		
e-2	禁煙パッチ・ガム等の利用の補助をしていますか		
e-3	禁煙チャレンジャー・成功者に対する表彰制度がありますか		
e-4	喫煙者の「禁煙相談」をしていますか		
e-5	禁煙チャレンジャーに対して各ステップごとにフォローを行っていますか		
e-6	特定保健指導のプログラムで禁煙を促進していますか		
e-7	一般の禁煙外来の受診勧奨をしていますか		
e-8	産業医が個別に禁煙支援に関与していますか、もしくは社内禁煙外来を実施していますか		

シートをチェックし、結果を次頁のレーダーチャートに記入して現状分析をしてみましょう。

たばこ対策事業の企画の仕方・展開の仕方 **第2章**

> レーダーチャートに、「はい」の数を記入して現状分析をしてみましょう。

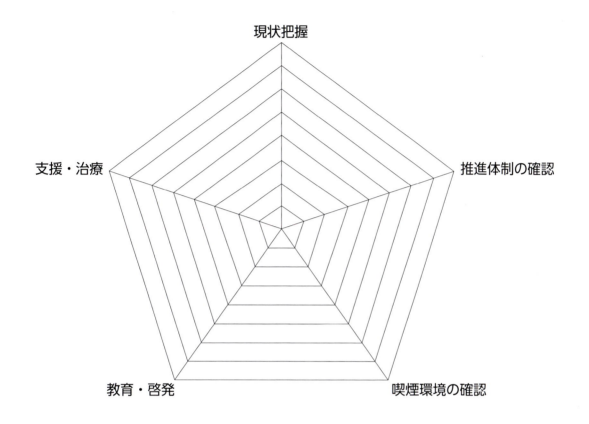

下記は、たばこ対策研究会所属の健康保険組合の平均のレーダーチャートです。自分自身の健康保険組合と他との比較としても活用できます。

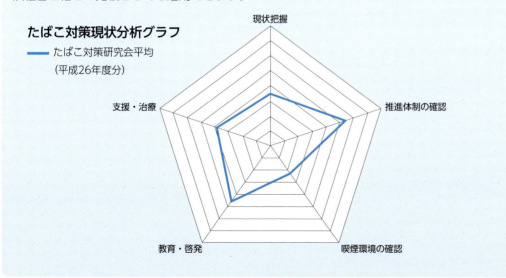

2 事業の目標を設定する

● 目的を再確認し、現状把握から評価できる目標設定を

　職場でのたばこ対策は、事業者の努力義務としての受動喫煙防止対策は重要ですが、労働者への安全配慮や疾病予防、また企業理念としての推進などの目的もあります。この目的のための目標設定であることが大前提です。また事業として、評価することができる目標であることも重要です。

　具体的には、喫煙率の低下を目標とする場合、喫煙場所の減少を目標とする場合、医療費の削減を目標とする場合、社内の活性化を目標とする場合など、さまざまな目標設定方法があります。次ページの表を参考に、職場にあった目標を設定してください。

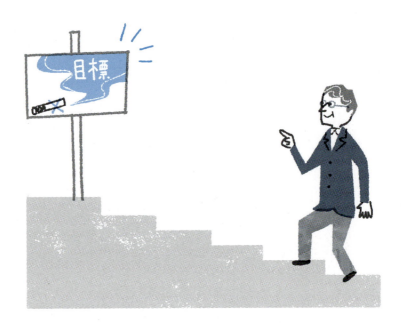

現場の声　全面禁煙へのカウントダウン

　会社の上層部から、3年後には建物内全面禁煙にするという目標を示されました。といっても弊社は喫煙対策はお恥ずかしい状況で、廊下の端に昔ながらの喫煙コーナーがあるだけで、応接室にも役員の部屋にも灰皿があります。喫煙率は40％くらいです。たった3年後に全社禁煙という話はあまりにも無謀だと思ってしまいます。何％くらいまで喫煙率が低下したら建物内全面禁煙にできるといった数値はありますか？

コメント
　建物内全面禁煙を実施するのには、現状の喫煙率が高い低いはあまり関係がないようです。それよりも猶予期間が大事です。医療機関などでは3か月というところが多いようです。企業の事例では、短いところでは3か月で全社禁煙を実施した企業もありましたが、無理を少なくして禁煙にするためには1年は見ておきたいところです。3年は短すぎるということはなく、着実にたばこ対策を推進すれば十分に実施できる期間であると考えます。

目標設定の例

事業分類別	目標	長所	短所（留意点）
環境整備	喫煙場所の削減	わかりやすい 重要である	●目標とするためには各方面との協議が必須 ●喫煙場所の削減は必ず反対があると思うべし ●具体的な数を示す必要がある
	受動喫煙防止	反対意見がでにくい	●何をすることが有効かが見えにくい。実施計画に詳細を盛り込む必要あり
	職場の空気環境の改善	反対されにくい	●何をすることが有効かが見えにくい。実施計画に詳細を盛り込む必要あり
	離席による不平等感の軽減・職場の雰囲気の改善	非喫煙者の同意を得やすい	●喫煙者の反発
	たばこ販売の中止あるいは自販機の撤去	未成年が勤務する職場では必須。目標が明確で成功不成功も明瞭	●社内各方面との協議が必要
	歩きたばこの禁止	反対されにくい 目標が明瞭	●座りたばこはＯＫなのかの議論が出ることも考えられる
	マイ灰皿の義務化	わかりやすい	●職場の清掃費用の削減以外の実施することによる効果が不明瞭 ●成果評価のための調査が必要
教育・啓発	全社員への喫煙禁煙の知識徹底	反対されにくい	●全社員への知識普及にはかなりの労力が必要
	禁煙キャンペーンの活発化	全社員への知識普及に役立つ	●実施内容をしっかり検討する必要あり
禁煙支援	喫煙率の低下	わかりやすい	●どの程度の低下を目標とするかについて協議が必要 ●喫煙率の大幅な低下は、大きな方策の実施が必要である ●小幅な低下は社会の流れによるものか喫煙対策実施によるものかが明確ではない
	希望者全員への禁煙支援	反対されにくい	●完璧な実施が困難 ●成果評価が難しい
	全事業所での禁煙支援企画の実施	わかりやすい	●禁煙支援企画の担い手のための講習会等が必要 ●参加者の確保
	医療費削減	社内への禁煙対策への協力を得ることに役立つ	●算出方法に手間がかかる ●入院や退職による変動が大きい

その他の目標として、「積極的な社員育成」「社の創業精神に沿った健康づくり」「社会の範となる」など

3 事業を知る

●「環境整備」「教育・啓発」「禁煙支援」の各事業内容について

　たばこ対策事業は「環境整備」「教育・啓発」「禁煙支援」が三本柱であり、それぞれに多くの事業が含まれます。職場のたばこ対策の推進には多くの部署が加わることになりますので、たばこ対策の担当者はそれらの部署が共通認識をもって協働できるようにはかる役割もあります。

3-1 「環境整備」のための事業内容

●空間分煙から全面禁煙へ

　環境整備は、受動喫煙防止対策が中心です。たばこの害や受動喫煙についての認知が高まり、受動喫煙防止対策に取り組む職場が多くなりました。労働安全衛生法改正により、事業者は受動喫煙防止対策として「適切な措置」をとるよう努めることとしています。受動喫煙防止対策には「空間分煙」と「全面禁煙」があります（P12参照）。空間分煙においては、たばこの煙がもれない喫煙室の設置が必要となります。喫煙室の設置・維持には費用がかかりますし、受動喫煙を完全に防止するには「全面禁煙」のほうが望ましいことは確かです。

　しかし、職場の現状やトップの考え方などさまざまな要因から、すぐには「全面禁煙」に移行できない事業所も少なくありません。まずは喫煙室を設置して業務中の喫煙をやめる、次に喫煙室を減らしていって、屋内全面禁煙を目指すなど、職場の実情に応じて一段階ずつ対策を進める必要があります。

　一方、分煙すらできていなかった職場が、喫煙室のコストをプレゼンテーションすることで、一気に建物内全面禁煙、そして敷地内全面禁煙となったという事例もあります。禁煙化の順序にこだわるのではなく、職場にもっとも適した対策から進めていきましょう。

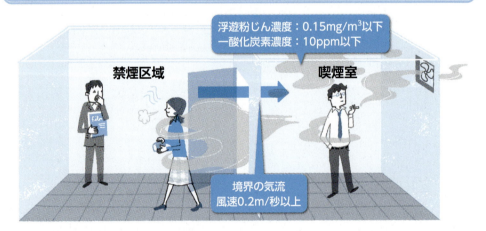

喫煙室の空気環境測定の目安

浮遊粉じん濃度：$0.15mg/m^3$ 以下
一酸化炭素濃度：10ppm以下

禁煙区域　　喫煙室

境界の気流
風速0.2m/秒以上

屋内（全面）禁煙
屋内の喫煙場所を一切なくして建物内をすべて禁煙とするもの。屋外に喫煙所を設ける場合は、屋根や囲いのみの「開放系」と完全に囲み換気装置等のある「閉鎖系」に大別され、設置場所なども十分な注意が必要。

敷地内（全面）禁煙
建物内も含めて敷地内すべてを禁煙とするもの。医学的には受動喫煙の防止には敷地内禁煙とすることが適切とされている。喫煙者は敷地外の喫煙可能なスペースにて喫煙することが多く、離席時間が長くなりがち。

たばこ対策事業の企画の仕方・展開の仕方 **第2章**

● 喫煙場所の撤去とそれに伴う推進策

全面禁煙（または喫煙室の縮小）が決まると、その方針に沿って段階的にあるいは一挙に、喫煙場所を撤去していくことになります。

喫煙場所撤去前
- 喫煙場所の撤去をアナウンス（禁煙を促すポスターも併用することは効果的）する期間をとる
- 撤去する根拠を示すためにPM2.5の測定は有用

喫煙場所撤去後
- 元喫煙室内の有害物質の除去作業（壁や天井や床の張り替え作業や換気扇やドアの交換など）や改装作業
- 撤去後のアナウンス

喫煙場所撤去の事業と並行して行うべきこと
- 喫煙者とともに非喫煙者に対しての喫煙室撤去や受動喫煙防止についての啓発の実施
- 職場での喫煙ルールの徹底

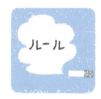

その他　並行して行うことが望まれる事業
- 業務時間内の禁煙の推進
- たばこ販売の中止・たばこ自販機の撤去など、環境整備の一環としてたばこの入手困難な状態をつくる

●受動喫煙防止対策の取組の有無及び取組内容（労働安全衛生調査 平成25年）

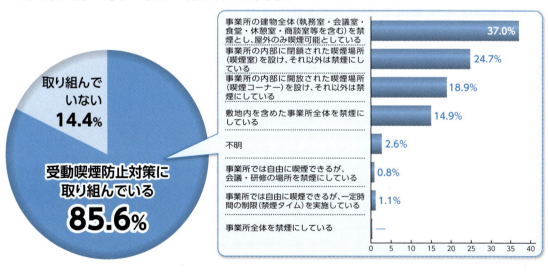

現場の声　業務時間中の全面禁煙

業務時間中全面禁煙にして、喫煙率は一挙に3.3％も下がりました。もちろんこれに満足することなく「業務時間中全面禁煙」というステップをベースに、より効果的なたばこ対策を実施したいと考えています。

3-2 「教育・啓発」のための事業内容

● ポピュレーションアプローチ

　たばこ対策では、つい喫煙者に目がいきがちになりますが、教育・啓発において、非喫煙者教育を欠かすことはできません。事業内容を計画するうえで、この視点を持つことが大切です。

　多くの場合、喫煙者より非喫煙者のほうが多数ですので、非喫煙者がたばこ対策の重要性を正しく理解していることがたばこ対策の成功の鍵となります。つまり、喫煙者・非喫煙者ともに構成員全体を対象とした事業構築をすることが重要です。

　専門用語ではこれを「**ポピュレーションアプローチ**(population approach)」と呼びます。全体の意識を高めることで、予防効果を上げる効果があります。禁煙講演会などのキャンペーンも喫煙者対象と限定するよりも非喫煙者の参加者を増やすことを考えるべきです。とくに受動喫煙対策に関しては非喫煙者の意識は少しの啓発によって変化しやすく、効果的です。非喫煙者の意識が変わることが喫煙者の意識変革につながります。なかでも受動喫煙防止に関する情報は、喫煙者には納得されにくく、非喫煙者には納得されやすいという特性がありますので、非喫煙者に情報提供することが重要なポイントとなります。

　一方、喫煙者対策ももちろん重要です。これを「**ハイリスクアプローチ**」と呼びます。どちらが欠けてもうまくいきません。喫煙対策においてポピュレーションアプローチとハイリスクアプローチは車の両輪と考えられます。

> **現場の声** 非喫煙者からクレームが！
>
> 　社員への一斉メール配信で、「禁煙キャンペーン参加者募集」を送ったところ、非喫煙者から、「このメールは自分には関係ない。喫煙者だけに送ってほしい」というクレームがきました……。

> **コメント**
> 　周囲の非喫煙者からのキャンペーン参加の勧めによって、喫煙者が参加することが多く見られます。そのために非喫煙者もふくめてアナウンスしていますというニュアンスが伝わるよう、次回は工夫してください。また最近は目の前で喫煙していなくても、喫煙が周囲の人に影響を及ぼしてしまう「サードハンドスモーク」も注目されていますので、たばこ対策をすることは受動喫煙防止につながり、喫煙者と非喫煙者両方にメリットのあることだとアナウンスに加えると、こうしたクレームは減ると思われます。

ポピュレーションアプローチ
環境整備など、集団全体に対して働きかける方法。

ハイリスクアプローチ
リスクが高い者に対して、その危険度を下げるよう個別に働きかける方法。

たばこ対策事業の企画の仕方・展開の仕方　第2章

● 情報や知識の伝え方の工夫

　日ごろからあらゆる機会を通じて禁煙の雰囲気づくりを進めておくことが大切です。講演会や外部有識者とのミーティングは、社内の雰囲気が禁煙にあまり協力的でない場合に、とくに効果的なことが多い方法です。事前に講師との打ち合わせを密にし、外部者から、社内のたばこ対策の問題点を冷静に指摘されることがたばこ対策推進の糸口となることもみられます。

● 教育・啓発ツールの活用

　教育・啓発ツールとしては、さまざまなポスターやちらし・冊子（紙媒体）・メール・ウェブ媒体・食堂のポップアップなど多岐にわたり、提供する時や場所も、給料袋の中に入れる・業務用袋の裏に貼り付けるといった工夫もなされています。

　ただどのような教育・啓発も、流しただけで効果が期待されるものではなく、担当者からの繰り返しの情報提供があってはじめて定着していきます。したがって流しっぱなしではなく、何らかの繰り返しが行われるような工夫が必要です。また、健康保険組合の協力を得て、被扶養者向けの教育・啓発を実施することで家族からの禁煙推進も期待できます。

　禁煙教室や禁煙キャンペーンは、肺チェッカーや呼気中CO濃度測定を使って、参加者に肺年齢を伝えたり、メタボリックシンドロームやアルコールなど他の関心を持たれやすい健康問題との組み合わせにしたりなど、多くの工夫が可能なところです。5月31日の世界禁煙デーの前後は、禁煙キャンペーンの開催しやすい時期でもありますので、毎年何かを実施するように計画するとよいでしょう。

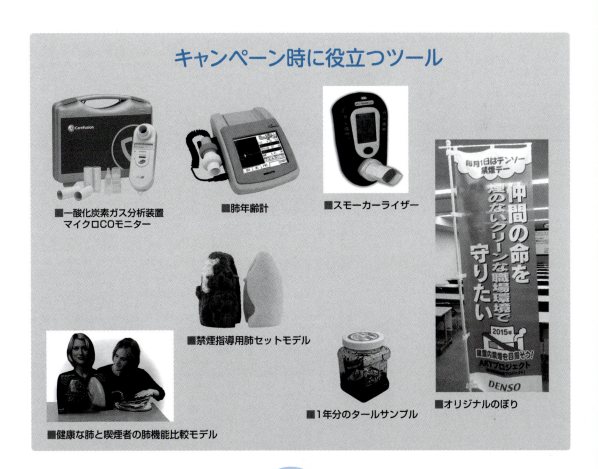

キャンペーン時に役立つツール

- ■一酸化炭素ガス分析装置 マイクロCOモニター
- ■肺年齢計
- ■スモーカーライザー
- ■禁煙指導用肺セットモデル
- ■健康な肺と喫煙者の肺機能比較モデル
- ■1年分のタールサンプル
- ■オリジナルのぼり

現場の声 教育・啓発媒体の作成

世界禁煙デーキャンペーン

- 世界禁煙デーにあわせて、トップから禁煙の呼びかけのメッセージを出してもらう。効果抜群でした。
- 全社員に「今日は世界禁煙デーです。家族のために、禁煙を考えてみませんか」とメールを出しました。

ポスターやちらし

- ポスターを喫煙室に貼っています。においもつくし、つらい作業ですが貼った翌日に問い合わせの電話が。嬉しいですね。
- たばこで悪くなった肺の写真は気持ち悪いと不評なので、さわやか系で健康意識を高めるポスターにしました。正義のヒーローが「禁煙に挑戦してみよう」と明るく呼びかけるもので好評です。

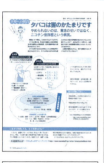
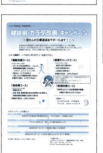
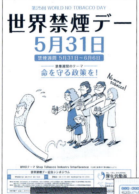
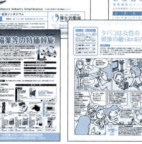
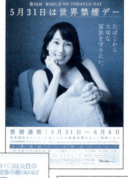
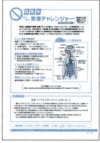
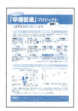
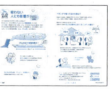
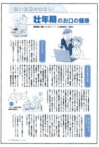

冊子や広報誌・メール

- 広報誌の一番人気は社内で禁煙した人のコラムです。がんばっている姿が好評です。
- 健康レポートの5月号は毎年禁煙キャンペーンのテーマで作成します。安全衛生委員会でも必ずこのレポートをとりあげてもらいます。
- 「今まで何度も禁煙に失敗しましたが、最後に禁煙外来にいってやめられました」と掲載すると、「禁煙って失敗して、成功するのね」という反応が…。「何回も失敗したが禁煙外来でやめられた」「体重管理など健康意識が高まった」と禁煙情報がわかりやすくなるコメントを入れています。
- 毎回、たばこについて、まんがでわかりやすく読みやすくしたページを掲載しています。1回目は「禁煙標語の募集」、2回目はCOPD、3回目は標語の発表と禁煙の成功体験談を掲載。4回目は「たばこと女性」をテーマにしました。
禁煙標語の最優秀賞は「きっかけは　窓の貼り紙"たばこきんし"覚えたばかりの娘の字」。他にも「禁煙はプロポーズ以来の決断です」というのもありました。

歯科とのタイアップ

- 歯科チームと相談して、歯科健診の問診票に「たばこを吸っていますか」の項目を入れました。禁煙は、歯周病予防はもちろん口の健康に重要ですので、歯科健診から禁煙を啓発しています。
- 歯科健診をお願いしている外注先にお願いして、歯科健診のお知らせ時に禁煙のパンフレットを同封し、健診時には禁煙をすすめてもらっています。

3-3 「禁煙支援」のための事業内容

● 喫煙者へ届けるべき「正しいたばこ情報」の把握を

喫煙者へ知ってもらい情報を確認しましょう。
①喫煙の害　②受動喫煙の害　③医学的な禁煙治療など禁煙のやり方　④禁煙後の健康効果　⑤職場としての禁煙支援（禁煙外来奨励金やオリジナルの支援方法など）の5点が基本的な情報です。①〜④までの情報は、さまざまなツールやパンフレット、ポスターなど既存のものがありますし、インターネットなどで自由にダウンロードできるものもあります。⑤は職場それぞれで違ってきます。予算や対象者の特性、また①〜④と関連づけて企画していくことも必要です。

禁煙支援のための事業としては、禁煙教室など喫煙者が禁煙に取り組むために職場で実施する禁煙支援プログラムのほか、禁煙補助薬入手支援、外部利用支援（禁煙外来紹介や薬局紹介・外部の禁煙プログラムの利用）、禁煙成功者報奨（報奨金支給や賞状授与など）があります。

なお禁煙補助薬の説明や喫煙者への個別の禁煙支援の詳細については、第3章にまとめましたのでご参照ください。

医療職の関与が見込めなくても実施可能な事業	禁煙成功者報奨事業、外部利用支援、禁煙補助薬を利用しない禁煙支援プログラム
医療職の関与が見込める場合に実施可能な事業	上記のほか、禁煙補助薬を利用した禁煙支援プログラム

●職場で実施する禁煙支援プログラム（禁煙教室や卒煙教室など）

企画から参加者の募集、講師の手配、当日の準備、終了後のフォローなどさまざまな作業が付随します。
医療職の関与が見込める場合は禁煙補助薬を利用した禁煙支援プログラムにできますが、職場内での医療職の関与が見込めなくても、外部講師や外部薬局を利用することで、禁煙補助薬を利用した禁煙教室を開催することができます。本項のコラムに、その一例として、事務職が開催した「卒煙講座開催マニュアル」（P42参照）をいれましたので参考にしてください。

●禁煙補助薬の入手支援

禁煙補助薬の利用により、以前よりも禁煙をスタートしやすくなりました。禁煙補助薬には、医師の処方が必要なものと、薬局で購入できるものがあります（P60参照）。禁煙補助薬の効果について伝え、禁煙希望者が禁煙補助薬を入手しやすい支援体制を構築することは、重要なたばこ対策です。
医務室など職場内で薬剤処方が可能であれば、禁煙希望者が医務室で禁煙補助剤の処方や禁煙治療を受けることができる体制を整えます。職場内で禁煙補助薬の処方ができない場合には、近隣の禁煙外来や薬局を紹介できるように準備します。

●外部利用による支援（禁煙外来紹介や薬局紹介・外部の禁煙プログラムの利用）

広く利用しうるものとしては、禁煙外来、薬局での禁煙支援、禁煙マラソンなど、外部の禁煙プログラムが挙げられます。外部の禁煙プログラムの中には喫煙有害性や禁煙方法の知識教育から日々の個別禁煙サポートまでセットになっているものもあります。バナーを社員専用のHPに貼り付けて広報するだけの手間で、医療職の関与がなくても実施しうる良質な禁煙支援として、「インターネット禁煙マラソン（P56参照）」など、外部の禁煙プログラムの活用は有用です。

●禁煙成功者の報奨

報奨金支給や賞状授与、職場通信での表彰などさまざまな報奨が試みられています。

> 現場の声　**無料パッチ引換券**

「今年は禁煙教室参加者には無料ニコチンパッチ引換券を渡して近所の薬局でニコチンパッチを1週間分、無料で入手できるようにします」とアナウンスしたところ、ぜったいに禁煙しないと言っていたツワモノもふくめ全喫煙者の半数以上から教室参加の希望がきました。みんな本当は禁煙したいのですね。

> 現場の声　**外部の禁煙支援の活用**

禁煙支援に禁煙マラソンを活用しています。ほとんどが携帯を使うバージョンで、会社の社内ＨＰに禁煙マラソンへのリンクのバナーを貼り付けて、社員が自分で禁煙マラソンに登録できる仕組みにしています。人事部に知られずに禁煙したいという人もいて、昨年は600人くらい参加したのではないでしょうか。バナーを貼り付けるだけで、実効性ある禁煙支援をしているというのは、事務系から禁煙担当になった私には助かります（実は私も禁煙マラソンに入って、禁煙しました！）。

卒煙講座　開催マニュアル

禁煙教室をどのように構築すれば効果的なのかを考えるのは時間のかかる作業です。以下に紹介するのは、実際に和歌山県教育委員会が全県下で多数回、学校職場での禁煙教室を開催した際のマニュアルをもとに作成したものです。企画・運営について緻密に記載されていますので、参考にしてください。なおこのほかに、講師用マニュアルや講演に使用する配布資料、各種事務書類様式など、必要な書類が全て、和歌山県教育委員会のHPにて公開されています。

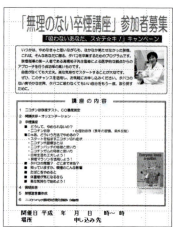

〈卒煙講座開催の必要性〉

喫煙対策は重要な課題ですが、ニコチンの強い依存性により、なかなか困難であるのも事実です。また喫煙は周りの人の健康や心理面にも影響を与えます。健康増進法の趣旨からも、働く人の禁煙支援を積極的に進めなければなりません。

〈講座開催時の留意事項〉

基本的事項
(1)喫煙者の複雑な心境を理解し、プライドを大切にすること。
(2)医学的なプログラムであり「今度はやめられるかも」という気になってもらうこと。
(3)講座の内容も、喫煙の健康影響を強調せず、やめ方や再喫煙防止を中心とすること。
(4)温かい雰囲気で、力まず、無理なく、楽しくたばこを卒業することをめざすこと。
(5)職場での取り組みなので、参加者の連帯と職場の応援がキーとなること。

募集
(1)事務的に募集するだけでなく、個別にアタックするなどして参加者を集めること。
(2)やめたいかどうかを追求せず、とにかく参加してもらうこと。

第2章 たばこ対策事業の企画の仕方・展開の仕方

卒煙講座 開催準備チェックリスト

事前準備（約70日前）
- □ 講師を決定、日程の調整と会場の確保
- □ ニコチンパッチを渡すことができる薬局を確保
- □ スタッフの確保(呼気中一酸化炭素濃度測定器1台に1人)

募集・申込受付
- □ 参加者募集[2か月前] (チラシと申込書の配布)
- □ 募集第1次締切[15日前]
- □ 募集状況を見ながら第2次募集(個別アタック) [5日前締切]

講座で使用する機材等の準備とチェック
- □ 呼気中一酸化炭素濃度測定器　マウスピース(参加予定人数＋α)
- □ プロジェクター、スクリーンなど講座で使用する機材

講座の準備
- □ 申込者リストの作成(出欠確認用、講師用、引換券配布用)
- □ 講師と打ち合わせ(マニュアルや使用機材の確認、講話内容確認、参加者の特性など)
- □ メールが使える職場では、講座の案内をメールし、アドレスミスや受信拒否設定で届かないものを調査し再送信[10日前]
- □ 講座で配布の書類準備
  ①レジュメ　②ニコチン依存度テスト・ＣＯ濃度・体重/記録表　③やめちゃった宣言書
  ④禁煙日記　⑤その他、サポート関係パンフレット等
- □ ニコチンパッチ無料引換券の配布予定者リスト　□ 当日用文具：筆記用具のない人用の鉛筆など

講座の会場設営
- □ 受付用の机と椅子をセットし受付名簿、参加者に渡す書類、筆記用具を並べる
- □ プレスや見学者があるときは、講座の後ろに席をセット
- □ マイク、プロジェクター、スクリーンをセット
- □ 後方や入り口付近に、呼気中一酸化炭素濃度測定器、測定用の机と椅子をセットし、機器の使用方法を書いた紙を張り出す
- □ 終了後に講師との個別面談をする場合には、別室あるいはパーティションなど仕切りのついた場所を用意

卒煙講座 当日の進め方

1 ニコチン依存度テスト、CO濃度測定(開始前20分〜)
　来た人から順次、ニコチン依存度テストを受け、スタッフが所定用紙に記録し、本人に渡す。

2 開講挨拶・オリエンテーション(5分)
　これは、高橋裕子先生監修による無理なく卒煙できるプログラムである。
　健康チェック、講座、無料ニコチンパッチ引換券の配布(希望者)で、禁煙を無理なく開始し、継続すること。
　禁煙マラソンを活用し、講座修了後も再喫煙防止に役立てる。
　途中で吸ってしまっても、めげずに再びチャレンジし、決してあきらめない。
　たばこを吸わないことで得る健康以外に多くのメリットにも気づいてほしい。
　参加への感謝と参加者の成功を祈る。

3 卒煙講座(60分)
　講師による卒煙講座。

4 質疑応答(10分)
　まず事前アンケートでの質問に回答(その質問がなければその場の質問に回答)。

5 禁煙宣言書作成(5分)
　一応のけじめをつけるとともに、周りにも理解してもらうために宣言をする。
　自己あるいは周りからの喫煙誘惑に負けないために事前に対処法を決めておく。
　あまり強いプレッシャーにならない程度で、気楽な気持ちで書いてもらう。

6 今後の流れについて
　禁煙が順調にいかないときにこそ、禁煙マラソンなどメールサポートが役立つことを伝えて、全員の登録を促す。
　たばこをやめられたと実感したときには、事務局に卒煙証書を申請する(卒煙証書の見本紹介)。
　1週間、1か月、3か月、6か月、1年後にメールでの近況報告を依頼(事務局から参加者にメールで打診するので返信する)。

7 ニコチンパッチ無料券の配布(希望者)とアンケートの回収(終了後)

4 事業計画書やロードマップの作成

　ここでは、事業計画書のひな形を示しました。各項目について注意すべき点を説明します。

◉事業名
　名称でイメージが大きく変わります。「○○事業所　屋内完全禁煙化プロジェクト」でもよいのですが、「○○事業所　きれいな空気を胸いっぱい作戦」など、明るい雰囲気にする事業所が増えています。現状確認調査にあわせて事業名を公募し、禁煙の機運を盛り上げた事例もあります。

◉担当部署
　事業計画を作成するのはたばこ対策担当者の役割でも、事業の実施には多くの部署の関与が必要です。労働者や家族への教育・啓発は人事部や健康保険組合が、禁煙支援の提供は医務室が、喫煙場所を減らすことは施設部が、と分担が分かれるのが普通です。それらの部署から担当者を出し合って禁煙推進のための委員会を立ち上げるのがベストですが、事業所によってやり方に差がありますので、事業計画書案を作成する機会に各部署に打診しておきましょう。

◉目的
　「社員家族の健康増進」「健康増進法の趣旨の徹底」「作業能率向上」など事業目的を掲げます。

◉事業背景あるいは現状把握
　現在の状況は、「現状分析チェックシート」(P31参照)を使って確認すると便利です。事業背景としては、「国内外でのたばこ対策の推進により受動喫煙防止対策が求められるようになってきた。業界のリーディングカンパニーとしてたばこ対策においても時代の先取りをした事業を推進する立場にあることから、○月○日付の通知にあるように全社方針に従って禁煙推進事業を展開する」など、社会全体の必要性と事業所内での必要性を記載します。

◉目標
　多くの場合、目標については会社上層部から期日を含めて呈示されています。呈示されていなければP45、46を参考にして仮目標の設定を行います。まずは、上記の目標について、そこに至るまでの期間を2つから3つに分けて、ステップを年度に振り分けます。例えば現状は喫煙場所がフロアごとに複数あって、目標が3年後の屋内禁煙の場合には、①1年目は各フロアの喫煙場所を1か所に減らす、②2年目は建物内に1か所にする、③3年後に建物内禁煙にする、など、期間を決めてステップを踏むよう設定します。

　軸となる目標の年度ごとの振り分けが終わったら、その目標を達成するための他の事業を書き入れます。上記の場合には「環境整備(受動喫煙防止対策)」に軸となる目標がありますので、他の「教育・啓発」「禁煙支援」で必要となる事業を書き込んでいきます。また環境整備でも受動喫煙防止対策以外の事業(例えばたばこ自販機の撤去)も適切な年次に記入します。担当部署と対象者・予算・評価方法等も記入します。

◉備考や注意
　クレーム対応や委員会日程などもここに記載します。

事業計画書（例）

たばこ対策事業の企画の仕方・展開の仕方 **第2章**

●●社　きれいな空気を胸いっぱいプロジェクト

担当：安全衛生委員会　禁煙推進ワーキンググループ
（人事課　医務室　健保　労働組合）

1. 喫煙対策の目的

業界のリーディングカンパニーとして時代の先取りをした事業を推進するという全社方針に従い従業員一丸となってたばこ対策を推進し、受動喫煙ゼロの健康・クリーンな企業づくりを目指す。

法的根拠
- 労働安全衛生法
- 健康増進法

社会背景
- 国内外でのたばこ対策の推進と受動喫煙に関する医学知識の進展
- 顧客・従業員からのたばこ対策ニーズの高まり
- 禁煙治療の進展に伴い喫煙者が禁煙しやすい環境も整備されてきた

2. 現状把握と問題点

過去の実施事業　2007年より禁煙教室の開催や、喫煙場所の制限を軸にたばこ対策を開始した。

調査
1. 従業員喫煙率（2007～職員定期健康診断による）
2. 受動喫煙防止についての意識と喫煙者の禁煙希望の有無（2010）

環境整備（受動喫煙防止策）
1. 執務室での喫煙禁止と喫煙コーナーを各フロアに設置（2007）
2. 喫煙室を30か所設置し、喫煙コーナーを廃止（2011）

教育・啓発
1. 健保だよりに禁煙関連の記事を掲載（2007～年1回）
2. 食堂とエレベーターホールでの受動喫煙防止のポスター掲示（年1回、世界禁煙デー付近）

禁煙支援
1. 職域版禁煙マラソンの参加者募集（2007～）
2. 禁煙教室（2007、2008、2009）

調査結果
- 現在の喫煙率：全体32.2%、男性33.1%、女性16.3%（2012年）
- 現在の喫煙規制：指定された喫煙場所のみ喫煙可（指定喫煙場所　屋内30か所）
- 受動喫煙対策の推進に賛成する非喫煙者の従業員：50%（2010）
- 意識調査の自由記載欄に、喫煙者の離席についての不平等感の記入があった（2010）
- 禁煙を希望を有する喫煙者の従業員：30%

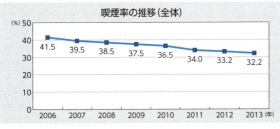

喫煙率の推移（全体）：2006年 41.5、2007年 39.5、2008年 38.5、2009年 37.5、2010年 36.5、2011年 34.0、2012年 33.2、2013年 32.2

現状把握分析シート（レーダーチャート：現状把握、推進体制の確認、喫煙環境の確認、教育・啓発、支援・治療）

問題点
- 男性喫煙率は依然高水準　女性も日本人平均喫煙率より高い
- 受動喫煙の防止不十分（喫煙室の残存）
- 喫煙場所への往復による非喫煙者への業務負担への不満
- 受動喫煙対策の必要性についての非喫煙者の理解が十分とは言えない
- 禁煙を希望する喫煙者が30%と少ない

3. 目標

①環境整備：受動喫煙の完全防止をめざし、2019年4月から敷地内全面禁煙を実施する
- 喫煙室を30か所から10か所に削減（2014）
- 喫煙場所を屋内3か所、屋外7か所に限定（2016）
- 屋外喫煙場所をすべて撤去し、敷地内禁煙とする（2019）

②教育・啓発：従業員・被扶養者の健康意識を高め、健康・クリーンな企業をつくる
- 受動喫煙対策の推進に賛成する非喫煙者の割合を70%以上にする（2019）

③禁煙支援：禁煙希望者を増やし、喫煙率25%以下を目指す（2019）
参考：過去6年で喫煙率は7%減少

4. 事業内容

①環境整備：受動喫煙の完全防止をめざし、2019年4月から敷地内全面禁煙を実施する

- 施設管理部門：喫煙室の閉鎖にむけた広報
  - 閉鎖する喫煙室の選別と、閉鎖後の利用法の決定
  - 喫煙室閉鎖後の床・壁面・天井の清掃や張り替え
  - 残存する喫煙場所の環境測定
  - 屋外喫煙場所の設置と管理
  - 屋外喫煙場所の閉鎖
  - 敷地内禁煙化に伴う広報や関係部署との協議
- 人事部門：受動喫煙対策推進責任者の決定（近隣からの苦情対応部署の決定）
  - 近隣への広報・協力要請
  - 禁煙推進委員会の開催および事務

②教育・啓発：従業員・被扶養者の健康意識を高め、健康・クリーンな企業をつくる　受動喫煙対策の推進に賛成する非喫煙者の割合を70%以上にする（2019）

- 健保組合：各種媒体による継続的な啓発活動（健康新聞、ポスター、卓上資料など）
  - 禁煙フェア開催（5月世界禁煙デー・10月労働衛生週間）
  - 社員健診結果への受動喫煙についてのパンフレット同封
- 人事部門：禁煙フェアへの協力・正しい知識の提供（講演会）
  - 社員研修時の喫煙対策についての周知
- 労働組合：各種媒体による組合員への広報

③禁煙支援：喫煙率を下げ、喫煙率25%以下を目指す（2019）

- 人事部門：社内向け禁煙マラソンの提供
- 産業医・医務室：医療サポートの充実（ニコチンパッチ処方・禁煙外来紹介）
  - 禁煙イベントへの協力（禁煙フェアなど）
- 健保組合：各種媒体による継続的な啓発活動（健康新聞、ポスター、卓上資料など）
  - 禁煙マラソンや禁煙教室募集のアナウンス
  - 禁煙フェア（5月　世界禁煙デー・10月　労働衛生週間）
  - 有所見者教室での禁煙講話
  - 出前禁煙教室

④調査：2016年をチェックポイントとし、定期的に調査を実施して成果を確認する

- 喫煙率：毎年1回、定期健康診断時に実施（男女別、職種別、部門別）
- 喫煙規制と遵守状況：毎年2回　世界禁煙デー（5月）と労働衛生週間（10月）に実施
- 受動喫煙対策の推進に賛成する非喫煙者の従業員：毎年1回　定期健康診断時に実施
- 禁煙を希望を有する喫煙者の従業員：毎年1回　定期健康診断時に実施

5. その他

受動喫煙対策は非喫煙者・喫煙者ともに健康を守るとのコンセプトを堅持する。
灰皿撤去による経済メリット年間およそ20万円の節約。

			2014	2015	2016	2017	2018	2019
	環境整備		喫煙室を30か所から10か所に削減(2014)		喫煙場所を屋内3か所、屋外7か所に限定(2016)			屋外喫煙場所をすべて撤去し、敷地内禁煙とする(2019)
	教育・啓発							受動喫煙対策の推進に賛成する非喫煙者の割合を70%以上にする(2019)
	禁煙支援							喫煙率25%(2019)
	調　査							
禁煙対策委員会		事業統括・進渉状況確認・委員会開催	定期的に開催	定期的に開催	〈見直し年〉	定期的に開催	定期的に開催	〈総括年〉
施設管理部門		喫煙室の閉鎖にむけた広報		○		○	○	○
		閉鎖する喫煙室の選別と、閉鎖後の利用法の決定	○		○			
		喫煙室閉鎖後の床・壁面・天井の清掃や張り替え		○		○		
		残存する喫煙場所の環境測定		○		○		
		屋外喫煙場所の設置と管理			○	○	○	○
		屋外喫煙場所の閉鎖						○
		敷地内禁煙化に伴う広報や関係部署との協議					○	○
人事部門		受動喫煙対策推進責任者の決定(近隣からの苦情対応部署の決定)				○		
		近隣への広報・協力要請					○	○
		禁煙推進委員会の開催および事務	○	○	○	○	○	○
		社員研修時の教育	○	○	○	○	○	○
		正しい知識の提供(講演会)	年1回開催		年1回開催		年1回開催	
		禁煙フェア(5月世界禁煙デー・10月労働衛生週間)への協力	○	○	○	○	○	○
		社内向け禁煙マラソンの提供	○	○	○	○	○	○
産業医・医務室		医療サポートの提供(ニコチンパッチ処方・禁煙外来紹介)	○	○	○	○	○	○
健保組合		各種媒体による継続的な啓発活動(健康新聞、ポスター、卓上資料など)	○	○	○	○	○	○
		社員健診結果への受動喫煙についてのパンフレット同封	○	○	○	○	○	○
		禁煙マラソン提供と禁煙教室開催	教室1回	教室1回	教室1回	教室1回	教室1回	教室1回
		禁煙フェア(5月世界禁煙デー・10月労働衛生週間)の実施	年2回	年2回	年2回	年2回	年2回	年2回
		有所見者教室での禁煙講話	年1回開催	年2回開催	年3回開催	年4回開催	年5回開催	年6回開催
		出前禁煙教室	随　時	随　時	随　時	随　時	随　時	随　時
労働組合		各種媒体による組合員への広報	随　時	随　時	随　時	随　時	随　時	随　時

5 事業を実行する

● 事前に学び、的確な対応を

　企業や組織は百社百通りですが、たばこ対策での困難点は、驚くほど共通しています。したがって、さまざまなケースを知り、あらかじめ対応を考えておくことで乗り越えることができます。2002年から始まった小中高等学校の禁煙化も、2005年ごろからの医療機関の禁煙化も、現在進行中の大学や官公庁や企業の禁煙化も、同じところで同じような困難点が出現しましたが、同じ対応で乗り越えてきています。つまり困難点へは共通する対応方法があります。

　そのためには事前学習しておくことが重要です。そうすれば、事業の困難が生じても「それはおり込み済みです」と余裕をもって対応できますし、引くべきところは引き、進むべきところは進むという的確な判断ができます。

困難事例への対応で共通の考え方

1 不足しているもの、今から補えるものは何かを考える

　不足しがちなものとしては「非喫煙者や家族への教育・啓発」「自社データによる説得」「禁煙支援の情報」が挙げられます。

2 過渡期の現象で、禁煙化をさらに推進することで消えるものが多いことを理解する

　典型は「近隣からの苦情」「かくれ喫煙や境界上の喫煙」です。とくに苦情に関しては、実施後からの増加は予想された事態であり、実際の苦情などの出所を正確に確認してください。少しの不都合を針小棒大に取り上げる人たちに惑わされないようにして、さらに徹底した、たばこ対策を実施する機会ととらえましょう。

3 教育・啓発は繰り返し、徹底的に実施することが必要である

　ひととおりの説明では「自分に関係ない」「喫煙者いじめをしている」などの誤解をとくことはできません。教育・啓発の基本は「繰り返し」「身近なものとして」教えることです。某国立大学では、ふつうの受動喫煙防止教育では半数の学生が「喫煙場所撤去は必要ない」と回答しましたが、徹底した教育後には、こうした考えは1割以下になりました。教育・啓発には時間とエネルギーと工夫を要しますが、その価値があると理解してください。

現場の声　計画が実行できない

たばこ対策自体は承認されていますが、喫煙者に気がねして計画がのびのびになって実行できません。

コメント

　一般的に猶予期間（告知から実施）までは、2か月から5年くらいの期間が多いようです。計画段階で自社の状況から目標を設定するのですから、一度決めた目標は簡単には変更しないことも重要です。ちなみに喫煙者の中には、どのような計画に対しても苦情を言う人がいます。喫煙者からの苦情はおり込み済みとして、前に進んでください。なお、喫煙者の中にも、たばこ対策を自分の禁煙チャレンジのよいチャンスととらえて、歓迎している人もいます。喫煙者だからという遠慮は、本当は不要という場合もあります。

現場の声　非喫煙者から「喫煙者かわいそう論」

非喫煙者から「喫煙者が遠くに追いやられてかわいそうだ」「たばこくらい吸わせてやれ」という声があがり、たばこ対策が進みません。

コメント

　非喫煙者から出てくる「喫煙者かわいそう論」は、非喫煙者の知識不足を示します。この声が届いたら、非喫煙者への知識提供が不足していたと反省して、非喫煙者教育を強化しましょう。多くのたばこ対策に取り組んできて言えるのは、たばこ対策で真っ先にすべきことは非喫煙者対策であり、非喫煙者への教育・啓発を繰り返し実施することが、たばこ対策のスムーズな進展につながります。

　医学的には喫煙は疾患であり、喫煙場所をなくしたり遠くに離したりすることは、喫煙者の治療意欲を高めてプラスをもたらすものです。この理解に加えて、喫煙している人は、ニコチン依存症という"疾患"を有している人であり、治療が必要な段階に至っている人だ、という見方ができるようになってもらうことが、ひとつのポイントです。つまり認識の転換です。

　ただ、いくら教育・啓発をしても、この声がなくならない可能性があります。人間は目の前のかわいそうな人に同情しやすいものであり、目に見えない有害性には思いをはせにくいものです。「これだけ教育・啓発をしたのにまだ文句を言われる」ではなく、言ってこない、理解を示している大多数の非喫煙者がいることを考えましょう。そして「喫煙者かわいそう論」を言う非喫煙者をただ否定するのではなく、丹念に医学的必要性の説明を繰り返してください。「遠くに行かなければいけないなんてかわいそう」という感覚は、理性ある医学的説明によって変えることができます。

現場の声　仲間うちから非難の声が…

「実施内容が徹底できていない、それならしないほうがまし」と非難されてしまいました。

コメント

　組織が決めた喫煙ルールを徹底するのは、人事や総務の役割になっている事業所が多いのですが、必ずしもそのとおりに守られるとは限りません。残念ながら、そうした管轄部署から「守られないルールなら破棄してしまうほうがよい」との声が上がることもあります。どのような事業もそうですが、周知があってこそ、徹底します。本書のP40にさまざまな周知方法の工夫を掲載していますので、どんどん取り入れて企画してください。

　なお日本人は多くの場合、ルールは守ろうとします。ただ徹底には時間がかかることがあります。決めたルールを一挙に守るように求めることも重要ですが、時間的な余裕をもって考えることも必要です。計画どおりにいかなくても、後戻りせず、少しずつ進めていくことです。

たばこ対策事業の企画の仕方・展開の仕方 第2章

● 計画・実行を阻害する要因

事前に下記のようなことがおこる可能性があることを予測し、対応策を用意しておきましょう。

1 計画が思うように進まない

実施側の要因	トップが非協力的で盛り上がらない、何かにつけてくじかれる	→ 知識とデータで、企業としてのメリットを訴える
	実施内容が徹底できない	→ 人事・総務など強制力のある部署と連携。トップからのメッセージも重要
	実施側がマンパワー不足で過労気味	→ 仲間を増やし、長期戦に備える。禁煙経験者は強い味方
	実施側の意欲減退やマンネリ	→ 引くときは引く。事業に固執せず、攻めやすいところから攻める
	喫煙者に気がねして計画がのびのびになる	→ 決められたとおりに粛々と進めること
喫煙者側の要因	違反者の続出や意図的な妨害など協力が得られない	→ 違反者への毅然とした対応が必要。事業を後戻りさせない。喫煙ルールへ強制力をもつ部署との連携
	かくれ喫煙場所の新たな出現	
	トイレなど隠れた場所での喫煙が減らない	
非喫煙者側の要因	思ったほど協力が得られない	→ 継続的な教育・啓発をすること

2 計画に入れ損ねた致命的な欠陥がみつかる

環境整備、教育・啓発、禁煙支援の三本柱のうち、どれかを入れそびれていた	→ 変更できない点は次年度への改善とする
予算措置で失敗	
根回し不足で重役に怒鳴られてとん挫	

3 計画そのものへの批判や苦情

	喫煙者から権利の侵害だとの訴え	→ 受動喫煙の害の普及と法的根拠を伝達
	違反に起因する批判（トイレの小火・植え込みの吸い殻など）	→ 事業の推進、喫煙ルールの徹底を再啓発
	違反者への対応が甘いとの非喫煙者からの批判	→ 計画的な事業実施への了解と喫煙ルールの徹底について強制力ある部署に徹底を要請
	実施しても喫煙者が減らないなど、成果が出ないことへの批判	→ 事業計画の遂行による評価について再確認
	「やりすぎはよくない」と喫煙者の上司がストップ	→ 事業推進の部署としての役割と喫煙者である上司への知識普及と禁煙支援
	喫煙場所を撤廃すると社内の情報が得られなくなるとの意見	→ 非喫煙者への逆差別であることを伝える
社外の近隣から	敷地内禁煙で近隣から苦情	→ 近隣へのお詫びと企業のコンプライアンスの問題として社内での喫煙ルールの徹底
	駐車場内の喫煙で近隣からもっと取り締まるようにとの苦情	
その他	実施前は非喫煙者からの苦情だけだったが、実施後、喫煙者・非喫煙者双方から苦情	→ 喫煙ルールの徹底とその継続（日常化）は喫煙者・非喫煙者の苦情を減少させる

6 事業を評価する・改善する

● たばこ対策のアウトプットとアウトカム

　事業の評価から改善点をみつけ、よりよい事業としていくことが必要です。事業の評価として「アウトプット」と「アウトカム」があります。

　アウトプットは「担当者が実行できること」です。たばこ対策でいうと、それぞれの事業計画をどれだけ実行できたかです。数値化しておくと次年度の改善・評価につながります。具体的には、「現状分析チェックシート（P31参照）」を事業の前後で記入するのも一つの方法です。

　アウトカムは「その結果やその事業によりおこること」です。例えば喫煙率、医療費が該当します。

　喫煙率の低下から特定保健指導の対象者が減少するといった範囲を広げた統計も組み合わせるとよいでしょう。また、たばこ対策により、職場全体のヘルスリテラシーが上がるという効果などを、さまざまな場面で訴求していくことも重要です。ただ、残念ながらこうした効果は単年度の実施で結果として出にくいものが多いのが難点です。

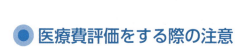

● 医療費評価をする際の注意

　全医療費支出（総医療費）を事業前・事業後で比較する方法は、入院者の有無によって大きく左右されます。また単年度医療費を喫煙者と非喫煙者で比較する方法は、ほとんどの場合喫煙者のほうが安く算出されることがわかっています。この理由は受診バイアス（つまり喫煙者は医療機関の受診によって禁煙を言い渡されるのを避けるために、重症化するまで受診しない）が大きいことと、多くの喫煙関連疾患は50歳以後に顕著にあらわれてくるためと考えられています。

● レセプトや健診結果を用いてできる医療関連の評価項目例

　1　肺がんやCOPD、心筋梗塞など喫煙との関連が明瞭な疾患の罹患割合
　2　退職者（特例退職被保険者）や被扶養者も含めた総医療費あるいは外来医療費
　3　50歳以上の総医療費あるいは外来医療費

ヘルスリテラシー
健康情報を理解する力。また自らが健康となる力などをいう。

コラム 喫煙とデータヘルス ～たばこ対策研究会より

医療保険者に義務付けられた**データヘルス計画**では、加入者の健康づくりのために、レセプトデータや健診データを活用して、より効率的・効果的な保健事業を推進することが求められています。たばこ対策においても、喫煙により生じる課題など現状を把握し、対策をとることが必要です。

また、たばこ対策には、企業(事業主)・労働組合と、健康保険組合などの協働(**コラボヘルス**)が重要と考えられます。なぜなら、企業・労働組合が関係する就業規則、環境整備、事業主健診などは、たばこ対策の推進に大きくかかわるからです。そのためにも、健康保険組合は、企業・労働組合へデータを活用して科学的にアプローチすることで、事業の実効性を高めていくことが大切です。

> 研究会では、喫煙対策のために下記のDATA1～7のデータを収集分析し、たばこ対策の推進につなげています。

DATA 1 喫煙率

健診における問診票で喫煙がわかった被保険者を集計。

喫煙率は職場の年齢構成、男女比率により喫煙率は左右されます。事業所ごとに対象者の特性にあわせた対策をとることが大切です。

A社、B社の2社とも全国平均の男性の世代別推移にマッチしていますが、デスクワークの多いA社と、外勤の社員の多いB社と喫煙率に違いがでてきていると考えられます。職種の構成比率により、喫煙率は影響を受けるようです。

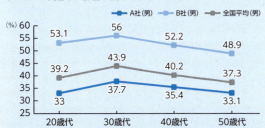

一般的には、男性は30歳代が喫煙率のピークと言われる中、30歳代の低い喫煙率の企業もみられます。1990年代から先進企業ではたばこ対策に着手したため、他企業より喫煙率の低下が早い(D社)、また、30歳代が他世代に比較して人数が少ないことが影響(C社)など、企業の特性が喫煙率には影響がでるようです。

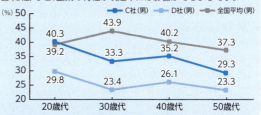

40、50歳代と年代が上がるにつれて女性の喫煙率が高いです。要因の一つとして、女性の社会進出が少ない時代から、E社、F社とも、社員の女性の構成が大きく、同世代の女性より喫煙の機会が多く、喫煙習慣が継続しているのではとも考えられます。

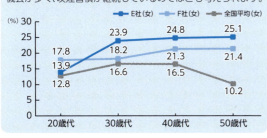

G社、H社のいずれも全国平均に比べ、女性の喫煙率が高いです。その理由は、営業職、流通など現業者が多いことが考えられます。

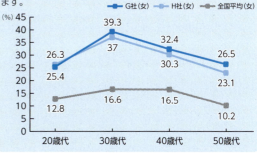

データヘルス計画
医療保険者が、健康・医療を活用してPDCAサイクルに沿って効果的・効率的な保健事業の実施を図るための保健事業計画のこと。平成27年度より医療保険者に義務化された。

コラボヘルス
保健事業の推進にあたり、健康保険組合と事業所・労働組合などが協働すること。健康課題を共有することで、それぞれで取り組んでいた事業を協働して推進したり、職場の現況にあわせた取り組みとすることで実効性を高めることができる。

DATA ② 喫煙と生活習慣病との関連

性別・40歳以降にて健診の問診票で喫煙がわかった被保険者を集計し、レセプトから生活習慣病に該当する病名を抽出し、分類。

研究会の16健康保険組合で40歳以降の被保険者(40歳以降被保険者160,713人)で生活習慣病のレセプト該当者の喫煙・非喫煙を集計しました。結果、ばらつきはあるものの多くの生活習慣病で喫煙率が高いことがわかりました。

	男性		女性		男女計		
	対象者数	喫煙者数	対象者数	喫煙者数	対象者数	喫煙者数	喫煙率
気管、気管支炎及び肺の悪性新生物	1,615	465	1,178	129	2,793	594	21.3%
糖尿病・2型糖尿病	7,982	2,894	2,754	543	10,736	3,437	32.0%
高脂血症・脂質異常症	14,306	4,869	7,250	1,341	21,556	6,210	28.8%
うつ病	2,572	901	1,317	289	3,889	1,190	30.6%
神経症	2,740	876	1,814	424	4,554	1,300	28.5%
高血圧	12,067	3,962	6,278	1,089	18,345	5,051	27.5%
狭心症	2,415	748	872	183	3,287	931	28.3%
脳梗塞	1,115	315	684	124	1,799	439	24.4%
アレルギー性鼻炎	14,068	3,708	9,891	1,445	23,959	5,153	21.5%
急性気管支炎・気管支喘息	5,601	1,686	4,571	941	10,172	2,627	25.8%
歯肉炎及び歯周疾患	71	37	69	31	140	68	48.6%
その他の歯及び歯の支持組織の障害	118	42	113	38	231	80	34.6%
胃潰瘍	4,708	1,732	2,455	567	7,163	2,299	32.1%
慢性胃炎・胃炎	12,094	4,225	6,975	1,390	19,069	5,615	29.4%
関節リウマチ	2,976	1,015	1,486	326	4,462	1,341	30.1%
腰痛及び坐骨神経痛	4,697	1,751	2,416	541	7,113	2,292	32.2%
全被保険者と喫煙者数(上記疾病非該当含む)	87,029	32,178	73,684	14,870	160,713	47,048	29.3%

現役世代での死亡に影響する要因を調査、統計処理。

研究会の1健康保険組合(被保険者数48,000人)で、2011年4月〜2015年3月の4年間に死亡(除自殺)した112人の死亡に影響する要因を統計処理して分析(ロジスティック回帰分析)したところ、職員属性、喫煙、年齢、空腹時血糖に有意差があり、特に喫煙が大きく影響していることがわかりました。

項　目	有意確率	オッズ比
職員属性	0.013	2.322
喫煙	0.000	2.461
年齢	0.000	1.114
BMI	0.153	1.047
LDLコレステロール	0.200	0.993
中性脂肪	0.437	1.001
HDLコレステロール	0.705	1.003
最大高血圧	0.405	1.009
最小高血圧	0.615	0.992
空腹時血糖	0.016	1.007
節度ある適度な飲酒以上の飲酒者	0.793	0.934
運動する	0.225	0.760

注)有意確率は通常0.05より小さい場合に有意とされる。それぞれの事象の起こりやすさを示すオッズ比は数字が大きい方が確からしいことを示す。

第2章 たばこ対策事業の企画の仕方・展開の仕方

DATA 3 喫煙と高額医療費との関連

月額100万円以上の医療費が発生した被保険者を抽出し、最新と過去5年分の問診から喫煙の有無を集計。

研究会の5健康保険組合で(全被保険者198,215人)、生活習慣病、がんに該当するレセプト・病名を抽出し、その中で重症化(医療費月額100万円以上)した被保険者の喫煙非喫煙を調査しました。また調査時に「非喫煙者」であっても以前に喫煙した「元喫煙者」がいるのではという仮定のもとに、喫煙の有無を過去5年間分遡って調べたところ現時点と比較すると喫煙者数は増えています。

	H25年度調査			過去5年間調査		
	男性	女性	男女計	男性	女性	男女計
対象者数	728	474	1,202	728	474	1,202
喫煙者	180	77	257	292	145	437
喫煙率	28.7%	17.9%	24.3%	44.6%	32.2%	39.5%

DATA 4 喫煙者と非喫煙者の医療費を分析

1人当たりの給付費の比較(年齢補正後)
(1健康保険組合48,000人の統計)

	年齢補正後の1人あたりの給付費	年齢補正前の給付費		
		入院	外来	調剤
非喫煙者	130,136	36,696	60,399	25,614
喫煙者	138,537	37,389	54,473	22,082
禁煙者	162,005	44,964	65,949	26,478

元喫煙者 健康不安や疾病により、禁煙に至ったことが推察される

医療費は、非喫煙者<喫煙者<禁煙者(元喫煙者)の順となっています。一見すると禁煙者の医療費が高いですが、DATA3から、禁煙者の中には、喫煙関連疾患に罹患して、禁煙しなければならない状況に至っている人たちが給付費を引き上げているものと推察されます。

コラボヘルスに役立つ! その他データ

ケース1 喫煙室と喫煙室出入り口のPM2.5を測定

実際にPM2.5を測定したところ、喫煙室内はもちろん、出入り口付近のPM2.5の汚染の度合いは、環境基準を大きく超えていることがわかりました。「完全分煙」から「建物内全面禁煙」への移行により会社の財産である社員の健康を守ることが必要と考えられます。

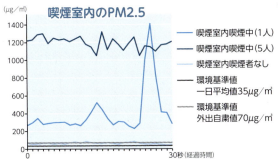

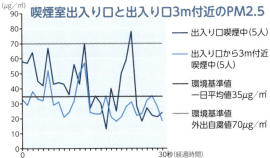

ケース2 喫煙者非喫煙者の子どもの医療費の比較

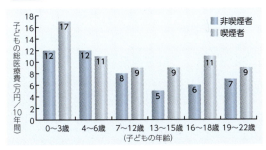

被保険者の中で、喫煙者と非喫煙者では、子どもの医療費に明らかに差があります。

DATA 5 　喫煙者・非喫煙者の10年後の医療費比較

10年間在籍している被保険者を喫煙者と非喫煙者に分けて一人当たり医療費を算出(喫煙者と非喫煙者を合計した全体数で年齢補正)。

　研究会の1健康保険組合(被保険者48,000人)において、2004年度健診のデータがあり、特例退職被保険者あるいは任意継続を含めて2015年3月まで在籍した人(20,538人)の2014年度の医療費を集計。10年間在籍している被保険者のうち喫煙、非喫煙で医療費を比較したところ、喫煙者は非喫煙者と比較して約3万円医療費は高くなりました。その年度特有の医療費の増減があることを考慮して、同様に2013年度とも集計、比較してもやはり喫煙者が約1.8万円高いという結果を確認できました。

2014年度	入院・外来・歯科・調剤		入院		外来		歯科		調剤	
一人当たり医療費(円)	喫煙者	非喫煙者	喫煙者	非喫煙者	喫煙者	非喫煙者	喫煙者	非喫煙者	喫煙者	非喫煙者
職員	219,691	199,518	52,304	42,413	98,850	95,857	24,227	21,933	44,311	39,315
営業職員	262,448	222,704	75,137	53,455	109,556	99,146	27,664	25,827	50,091	44,276
関連会社	228,658	185,826	63,327	41,771	86,950	82,562	23,465	19,615	54,916	41,878
全体	241,336	210,240	64,204	47,841	103,495	96,756	25,885	23,733	47,751	41,910

注)2013年度集計は掲載割愛。

DATA 6 　メンタルと喫煙の関係

傷病手当金(メンタル関連)の請求者の喫煙率を性・年齢別に集計、統計処理。

　研究会の12健康保険組合(被保険者343,292人)において、メンタルによる傷病手当金請求者＝長期休職者の喫煙率は、男性・女性とも40％を超え、全体では対象者2,641人中1,127人が喫煙者で喫煙率42.7％と高率。対象者が1,811人68.6％を占める40代及び50代の長期休職者のうち、喫煙者は853人で喫煙率は47.1％と極めて高い水準です。

　上記のデータのうち11健康保険組合(被保険者301,074人)の集計で、統計処理後、年齢補正後の罹患率をみると、喫煙者と非喫煙者の罹患率は男性、女性、男女合計とも有意差があり、女性の喫煙者と非喫煙者の疾病ごとの罹患率を見ると、女性ではうつ病等および神経症等で99％の水準で有意差がありました。また男性では、摂食障害等で95％水準で有意差がありました。

●年代別人数

年代	喫煙率(平成21年度〜26年度問診)調査								
	男性			女性			男女計		
	対象者数	喫煙者数	喫煙率	対象者数	喫煙者数	喫煙率	対象者数	喫煙者数	喫煙率
20	151	47	31.1%	124	24	19.4%	275	71	25.8%
30	276	104	37.7%	152	60	39.5%	428	164	38.3%
40	653	297	45.5%	545	253	46.4%	1,198	550	45.9%
50	378	199	52.6%	235	104	44.3%	613	303	49.4%
60	91	34	37.4%	36	5	13.9%	127	39	30.7%
合計	1,549	681	44.0%	1,092	446	40.8%	2,641	1,127	42.7%

●疾病別人数

疾病	喫煙率(平成21年度〜26年度問診)調査								
	男性			女性			男女計		
	対象者数	喫煙者数	喫煙率	対象者数	喫煙者数	喫煙率	対象者数	喫煙者数	喫煙率
摂食障害等	19	12	63.2%	5	1	20.0%	24	13	54.2%
神経症、パニック障害、不安障害、神経衰弱状態、社交不安障害等	167	64	38.3%	122	43	35.2%	289	107	37.0%
うつ病、適応障害、仰うつ病、気分障害等	750	286	38.1%	358	112	31.3%	1,108	398	35.9%
自律神経失調症等	40	16	40.0%	39	7	17.9%	79	23	29.1%
合計	976	378	38.7%	524	163	31.1%	1,500	541	36.1%

DATA 7 死亡（死因）と喫煙の関係

埋葬料請求（死亡）のあった被保険者の喫煙率を性・年齢別で集計、統計処理。

　研究会の18健康保険組合（被保険者591,869人）の集計で、平成22～26年度の5年間の死亡者は1,855人。そのうち845人が喫煙者であり、喫煙率45.6％と高率でした。年代別にみると死亡者の喫煙率は、男性は40代で53.2％、女性では60代で31.1％と最も高い水準となりました。年齢補正後の死亡率を見ると、喫煙者と非喫煙者の死亡率は男性、女性、男女合計とも有意差がありました。

> 男性・女性・男女合計ともに喫煙者と非喫煙者で99％の水準で有意差あり！

●年代別人数　※死亡時の特定と死因は、"埋葬料請求"で判定（但し自殺者は除く）

年代（死亡時）	喫煙率（平成21年度～26年度問診）調査							
	男性			女性			男女計		
	対象者数	喫煙者数	喫煙率	対象者数	喫煙者数	喫煙率	対象者数	喫煙者数	喫煙率
20	25	9	36.0%	4	0	0.0%	29	9	31.0%
30	88	45	51.1%	18	2	11.1%	106	47	44.3%
40	357	190	53.2%	73	20	27.4%	430	210	48.8%
50	608	301	49.5%	127	34	26.8%	735	335	45.6%
60	426	208	48.8%	74	23	31.1%	500	231	46.2%
70～74	53	13	24.5%	2	0	0.0%	55	13	23.6%
合計	1,557	766	49.2%	298	79	26.5%	1,855	845	45.6%

埋葬料請求（死亡）のあった被保険者の死因と喫煙率を性・年齢別で集計、統計処理。

　研究会の17健康保険組合（被保険者549,651人）の集計で、死因となった疾病別にみると、「がん」による死亡者の喫煙率は42.4％、脳血管疾患、糖尿病、心臓病、高血圧症などのいわゆる「生活習慣病」での死亡者の喫煙率は52.5％の高率。統計では、「がん」では肺がんとその他の悪性新生物（膵臓・卵巣・前立腺・腎臓等）が、生活習慣病では心筋梗塞、糖尿病、高血圧性疾患、脳血管疾患、その他の心疾患（狭心症・不整脈等）が、99％範囲で有意差がありました。

> 喫煙と生活習慣病の死因と関係性あり！

●主な疾病別人数　※死亡時の特定と死因は、"埋葬料請求"で判定（但し自殺者は除く）

疾病	喫煙歴								
	男			女			男女計		
	対象者数	喫煙者数	喫煙率	対象者数	喫煙者数	喫煙率	対象者数	喫煙者数	喫煙率
悪性新生物	501	235	46.9%	133	34	25.6%	634	269	42.4%
肺がん	101	56	55.4%	9	3	33.3%	110	59	53.6%
食道がん	22	12	54.5%	3	1	33.3%	25	13	52.0%
良性新生物及びその他の新生物	12	6	50.0%	5	2	40.0%	17	8	47.1%
その他の悪性新生物（膵臓・卵巣・前立腺・腎臓等）	196	92	46.9%	46	13	28.3%	242	105	43.4%
結腸・直腸の悪性新生物	58	23	39.7%	14	6	42.9%	72	29	40.3%
胃がん	52	17	32.7%	13	2	15.4%	65	19	29.2%
乳房の悪性新生物	0	0	－	27	6	22.2%	27	6	22.2%
生活習慣病等	325	178	54.8%	31	9	29.0%	356	187	52.5%
心筋梗塞	45	31	68.9%	2	1	50.0%	47	32	68.1%
糖尿病	14	10	71.4%	1	0	0.0%	15	10	66.7%
高血圧性疾患	30	18	60.0%	0	0	－	30	18	60.0%
脳血管疾患	70	36	51.4%	12	5	41.7%	82	41	50.0%
脳梗塞	11	6	54.5%	3	1	33.3%	14	7	50.0%
その他の心疾患（狭心症・不整脈等）	118	56	47.5%	10	1	10.0%	128	57	44.5%
腎不全	5	2	40.0%	2	1	50.0%	7	3	42.9%
その他	151	69	45.7%	26	4	15.4%	177	73	41.2%
合計	1,417	683	48.2%	226	54	23.9%	1,643	737	44.9%

たばこTOPICS たばこ対策に役立つ情報

●インターネット禁煙マラソン

　インターネットメールや携帯メールを通じて、禁煙した先輩が禁煙する人の状況にあわせたメールを送ってくれる禁煙サポートプログラムです。パソコンメールを用いる「PCコース」のほか、学生向け、職域コースなど、多数のプログラムが用意されています。職場での支援体制構築が困難の場合でも24時間365日の対応がありますので、安心です。
http://kinen-marathon.jp/

●日本禁煙科学会

　日本禁煙科学会は、行政や企業など多くの場でヘルスプロモーションに基づく喫煙対策を進めることを目的として、2006年に日野原重明先生（聖路加国際病院理事長）らによって設立されました。「禁煙科学」研究を推進して禁煙に関するエビデンスを構築するほか、全国で禁煙アドバイザー育成講習会を開催して禁煙支援士を育成しています。禁煙は医療者のみならず、すべての職種がともに取り組むべき事項であるとの理解のもとに運営されていますので、設立当初から職場のたばこ対策担当者ら非医療者も多数参加しています。http://www.jascs.jp/

●禁煙支援士

　日本禁煙科学会が2008年より実施している認定制度による資格です。禁煙事業に携わるためには資格は必要ありませんが、自分自身の現時点でのスキルレベルを確認し、さらに上位を目指すことでモチベーションをあげるためと、外部に対して客観的な評価基準を提供するために設けられました。禁煙支援士には「初級」「中級」「上級」の3レベルが設けられています。職場の禁煙推進に役立つのが「中級」禁煙支援士の資格を示すバッジで、とくに非医療者がたばこ対策を実施するときにはこうした資格を有することが事業のスムーズな進捗に役立ちます（たばこ対策研究会のメンバーのほとんどがこの資格を保有して活動しています）。

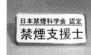

●禁煙健康ネット

　無料で禁煙について学べるメールマガジンが禁煙健康ネット（通称　KK）です。登録者数は2万人以上で、医療者・行政・教職などとともに企業のたばこ対策担当者が数多く登録しており、禁煙支援の知恵袋として活用されています。特徴として、禁煙について質問し、エキスパートの回答を複数得ることができる点と、重要な禁煙関連の論文がコメントつきで紹介される点があげられます。「インターネット禁煙マラソン」のHPから申し込むことができます。

●禁煙の参考になるウェブサイト

　厚生労働省や製薬会社など禁煙支援の情報提供を行っています。

禁煙支援マニュアル（第二版）
http://www.mhlw.go.jp/topics/tobacco/kin-en-sien/manual2/

禁煙サポートサイトいい禁煙
http://www.e-kinen.jp/

すぐ禁煙.jp
http://sugu-kinen.jp/

第3章

喫煙者への
個別禁煙支援の実際
～たばこ対策担当者が知っておくべきこと

第2章の禁煙支援の事業の項では、事業としての構築を述べました。この章では喫煙者の個別の禁煙支援のために役立つ基礎となる情報、実際に使える情報をまとめました。

たばこ対策担当者が禁煙支援の知識を必要とする理由

● 喫煙者への個別の禁煙支援の対応

　禁煙支援事業を実施すると、個別の禁煙支援の相談が付随してきます。たばこ対策の担当者が医療者であれば、個別の禁煙支援に携わる立場を兼ねることが多いと考えられます。

　しかし医療者でないからといって、個別の禁煙支援について知らないでは済みません。喫煙者から「禁煙治療ってどんなことをするの?」と説明を求められる場合がありますし、「禁煙できないがどうしたらいい?」と相談を受けることも多くなります。

　逆に禁煙キャンペーンに誘おうとしたとたんに、喫煙者に思いがけないきつい言葉で断られてしまい、次の言葉が続かないこともあります。この章ではこうしたさまざまな場合に的確に対応できるように、禁煙支援の基礎的事項を説明します。

禁煙開始支援の基礎知識

● 喫煙者が禁煙しづらい理由

◉ ニコチン依存と心理的依存

　ニコチン依存症は薬物依存症のひとつと認められています。喫煙すると煙の中に含まれるニコチンが粘膜から容易に血中に移行し、脳に達します。喫煙を続けるうちに脳にはニコチンが結合する受容体（$α_4β_2$ニコチン受容体）が生じます。この受容体にニコチンが結合すると、ドパミンが放出され快感が生じます。さらにはニコチンが結合しないと十分な満足感や快感が得られなくなってしまい、ニコチン切れが生じるようになります。ニコチン切れ症状は「いらいらする」「たばこのことばかり考えてしまう」のほか、「眠くなる」「気分がふさぎこむ」などの形をとることもあります。喫煙するとニコチン切れ症状は一挙に消えますから、喫煙者はますますたばこから離れがたく感じます。

　ニコチン摂取時の快感は記憶として脳に刻み込まれ、「こんな嬉しいときには、たばこを吸わねば」「腹が立ったらたばこを吸う」といった心理的依存を引き起こします。この二つの依存によって、喫煙者は禁煙が困難になります。

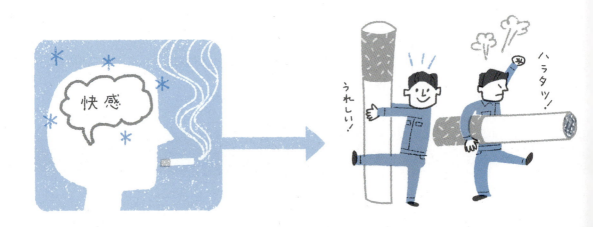

◉ニコチン依存の程度を知る質問

ニコチン依存の強さには個人差があります。簡略には、「起床後何分で喫煙しますか(あるいは喫煙したくなりますか)」との質問でニコチン依存の程度を知ることが広く行われています(起床後短時間で喫煙要求が生じるほど、ニコチン依存は高度)。なおニコチン依存の程度を知る詳しい質問票として、次の**TDS**や**FTND**があります。

質問　下記の質問を読んで、あてはまるものに○をつけてください。(TDS)

		1点	0点
1	自分が吸うつもりよりも、ずっと多くたばこを吸ってしまうことがある。	はい	いいえ
2	禁煙や本数を減らそうと試みてもできなかったことがある。	はい	いいえ
3	禁煙したり本数を減らそうとしたときに、たばこがほしくてたまらなくなることがある。	はい	いいえ
4	禁煙したり本数を減らしたときに、イライラ、神経質、落ちつかない、集中しにくい、ゆううつ、頭痛、眠気、胃のむかつき、脈が遅い、手のふるえ、食欲または体重増加が出た。	はい	いいえ
5	問4の症状を消すために、またたばこを吸い始めることがあった。	はい	いいえ
6	重い病気にかかったときにたばこはよくないとわかっているのに吸ってしまった。	はい	いいえ
7	たばこのために自分に健康問題が起きているとわかっていても、吸ってしまった。	はい	いいえ
8	たばこのために自分に精神的問題が起きているとわかっていても、吸ってしまった。	はい	いいえ
9	自分はたばこに依存していると感じることがある。	はい	いいえ
10	たばこが吸えないような仕事やつきあいを避けることが何度かあった。	はい	いいえ

はい＝1点、いいえ＝0点　合計　　　点　5点以上が保険診療の対象となります

あてはまるものに○をつけましょう。
禁煙中の方は、喫煙していたときの状況をお答えください。(FTND)

		0点	1点	2点	3点
1	起床後何分でたばこが吸いたくなりますか？	61分以上	31〜60分	6〜30分	5分以内
2	一日喫煙本数は何本ですか？	10本以下	11〜20本	21〜30本	31本以上
3	たばこが吸いたくて禁煙場所を避けたことがありますか？	いいえ	はい		
4	午前中に立て続けにたばこを吸ってしまう傾向はありますか？	いいえ	はい		
5	風邪をひいてたばこを吸うのが辛いときでも吸ってしまいますか？	いいえ	はい		
6	禁煙場所から喫煙可能な場所に行ったらすぐにたばこを吸ってしまいそうですか？	いいえ	はい		

合計　　　点　ニコチン依存度　0〜3点 軽度　4〜7点 中程度　8〜10点 高度

TDS
「ニコチン依存症」を薬物依存として診断することを目的に開発されたもの。

FTND
ニコチン依存の程度を調べることができ、臨床として有用性が認められている。

● 禁煙治療と禁煙補助薬

◉ 現在の禁煙治療

　現在広く行われている禁煙治療は、禁煙補助剤でニコチン切れを緩和して禁煙を開始しやすくするものです。禁煙補助薬としては「ニコチンガム（ガム製剤　ニコレット®、ニコチネル®など）」「ニコチンパッチ（皮膚への貼付薬　ニコチネル®TTS、ニコチネル®パッチ、シガノンCQ®など）」「バレニクリン（内服薬　チャンピックス®）」の3種類の剤型が利用できます。日本においては、1994年からニコチンガムが、1999年からニコチンパッチが認可され、さらに2008年からはニコチンパッチの一部市販化とともに内服薬バレニクリンが使用認可されました。

◉ 禁煙補助薬とその効果

　ニコチンガムとニコチンパッチは「ニコチン代替療法剤」と呼ばれます。ニコチンが含まれ、皮膚や口腔粘膜の接触面から徐々に体内に吸収されてニコチン切れ症状を軽減し、禁煙しやすくする仕組みです。使用開始後に喫煙するとニコチンの吸収量が多くなり危険ですので、使用を開始したら喫煙してはなりません。

　一方、バレニクリンは脳内のニコチン受容体と結合してニコチンの結合を妨げると同時に少量のドパミンを放出してニコチン切れ症状やたばこに対する欲求を軽減します。ニコチンを含まないことから、従来ニコチン代替療法剤が使いにくかった心疾患や高血圧の喫煙者にも使いやすいとされています。

　禁煙保険診療での12週間後の治療成果は、ニコチンパッチを使用した場合には76％、バレニクリンを使用した場合は79％との調査結果が出ています（2009年中医協調査）。使用する薬剤にはそれぞれ副作用もあり、医療者が適切な薬剤を選択して使用することになっています。なお、ニコチンパッチとバレニクリンは同時使用できません。ニコチンパッチとニコチンガムは、医学的には同時併用可ですが、禁煙保険診療のための手順書では併用可、薬局向けの添付文書では併用不可とされるなど薬事行政面での混乱があります。

薬剤名	ニコチンガム	ニコチンパッチ	バレニクリン
入手方法	薬局や薬店で購入。	大、中、小の3種類のうち中と小のパッチは、薬局でも医療機関でも購入できる。大のサイズは医療機関専用。	医師の処方箋が必要。
薬理作用	口腔粘膜の接触面から徐々にニコチンが吸収されてニコチン離脱症状を軽減。	皮膚の接触面から徐々にニコチンが体内に吸収されてニコチン切れ症状を緩和。使用実感は、「吸いたいなとふと思うけど、ほかのことをしているとすぐに忘れてしまう」「吸わずになんとかすごせる」といった人が多い。	脳のニコチン受容体に結合してニコチンの結合を妨げるとともに少量のドパミンを放出させる。使用実感は内服開始後1週間目くらいから「たばこの味がかわった」「おいしさが感じられない」。
使用方法	ゆっくりと数回かんで、平らにしてほおや歯茎に押し付ける。ピリピリしてきたらニコチンが吸収されはじめた証拠。ピリピリがなくなったらまた数回かんで同様に押し付ける。1錠で30分程度だが、ピリピリ感が感じられる間は有効。	1日1枚を皮膚に貼り付けて使用する。妊娠中と授乳中は禁忌。心筋梗塞や脳梗塞などニコチンでリスクが増大する疾患に罹患した直後は使用に注意が必要。	1日1回から2回内服する。食事と無関係に内服してよい。腎機能が悪い場合は使用量などに注意が必要。
副作用と対策	口腔内アフタ（押し付ける場所を毎回変える）、吐き気や胃痛（唾液は吐き出す）。	貼り付けた場所のかぶれ（予防には貼る場所を毎日変える、はがすときに皮膚を反対方向に押さえてゆっくりはがす、かゆみ止めの外用薬を利用する）。	嘔気・腹満・腹痛・下痢・便秘・頭痛・悪夢・睡眠異常など。自然に軽減する場合も多いが、対症療法や内服量の減量、休薬などが必要な場合もある。
備考	ニコチンが吸収されるのはほおや歯茎の粘膜に押し付けてから。かんでばかりで粘膜に押し付けることを怠ると、胃の不快や吐き気など副作用がおこりやすくなるばかりか、薬効が出にくい。	医療用は1日1枚朝に貼りかえるのが標準的。同じ製剤だが薬局販売では安全性を高めるため、就寝時ははがすように指導される。	精密機械に従事する場合のほか、日本では車の運転をする人には処方できない。また薬効の出方には個人差が大きく、3週間目くらいになってから薬効を感じる事例もある。

コラム 「ニコチンパッチ あいうえお」〜ニコチンパッチの正しい使い方

あ 朝貼って夜はがす
「朝から夜まで」よりもっと長く効きますが長く貼るほどかぶれが出やすくなります。また高齢者は夜間貼ったままだとニコチン過量が夜間に出やすく危険です。

い 一気に禁煙
貼って吸うとニコチン過量で危険です。また有効性が減少しますので、貼ったら喫煙しないようにします。

う 上から温める
「貼っても吸いたい」は薬量不足のサイン。ほんとうは使用量を増やしたい…でもできません。こういった場合は、上から押さえたり、温めたりしてニコチンの吸収を増やしましょう。

え えずいたら減量
ニコチン代替療法の原則は「自分にあわせた必要量を使う」ことです。体格や喫煙量によってニコチンパッチの必要量は変わります。嘔気や頭痛、気分不良はニコチンが体に入りすぎたサインですので、貼り付ける量（面積）を減らしましょう。
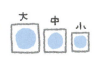

お お守りの1枚
禁煙できてもお守りの1枚を常に持ち歩くようにします。お酒の席など、いざというときには使って吸わずに乗り切りましょう。

禁煙保険診療と禁煙外来

◉禁煙保険診療

2006年から、TDSが5点以上、**ブリンクマン指数**が200以上などの一定の条件を満たした場合、12週間にわたり禁煙治療に健康保険が適用されるようになりました。禁煙補助薬のうちニコチネル®TTS®とチャンピックス®は禁煙保険診療として使用されます。なお、禁煙保険診療は入院中には適用されない、年1回しか適用されないなど、他にはない決まりがあります。

◉禁煙外来

禁煙保険診療を利用して禁煙を支援する外来です。内科だけでなくさまざまな科に設置されています。禁煙保険診療は届出をした医療機関のみで可能ですので、たばこ対策担当者は職場の近隣の医療機関に禁煙保険適用の有無を確認しておくと、喫煙者から尋ねられたときに便利です。保健所では地域の禁煙治療医療機関を把握していますので、近隣に適当な医療機関が見つからないときには保健所に尋ねるとよいでしょう。

禁煙外来の診療内容ですが、禁煙や喫煙に関する問診票に記載したあと、呼気中CO濃度測定が行われます（呼気を機器に吹き込む検査）。そのあと状況にあわせて適切な薬の処方や日常生活での工夫などが伝えられます。原則として初診から2週間後、4週間後、8週間後、12週間後の計5回の来訪が求められます。このうち初回から4回目までの来訪時に処方された禁煙補助薬には健康保険が適用されます。

ブリンクマン指数

ブリンクマン指数は、(一日喫煙本数)×(喫煙した年数)で計算され、200以上が保険診療の対象となります。

◉体重増加への対策

禁煙しての体重増加は「口寂しさからくる摂食量増加」「味覚の変化による摂食量増加」「ニコチン切れによる食欲亢進」が大きな要因であり、そのほかに「消化吸収の改善」や「基礎代謝量の減少」があげられます。禁煙補助薬の中でもニコチンパッチには体重増加を抑制する作用が認められていますので、以前に禁煙して体重が大幅に増加した人には、次の禁煙にはニコチンパッチの使用を勧めてください。

なお口寂しさには「つまようじやマスク」、味覚の変化には「野菜の多食」が勧められます。禁煙すると呼吸機能の改善が見込まれますので、禁煙と同時に運動習慣を取り入れることも対策となります。

◉「減らす」と「やめる」

「ゆっくり減らしていって0本にできたらと思います」。「1週間に1本ずつ減らして20週で0本に至るようにしたい」など、漸減希望をいだく喫煙者が多いものです。「生活が急に変わったら何か悪いことがおこるような気がする」といった漠然とした不安を持っている場合や、「やめるにはまだ未練があるので、少しでも長く吸っていたい」といった優柔不断派まで、理由はさまざまです。

ゆっくりと喫煙本数を減らして0本に至る禁煙方法（漸減法）でうまくいく人も中にはいますが、大多数の人はうまくいかず、結局元の本数に戻ってしまいます。

現在、禁煙支援のベテランが漸減法を勧めることはありません。その理由は以下のとおりです。

① ニコチン切れ 本数を減らして1日18本以下にした付近から、ニコチン切れ症状が出るようになります。本数を減らし続ける限り、一日中ニコチン切れと戦う状況になりますので、挫折が増えます。

② 依存性の強化 本数を減らして次の1本との間隔が開くと、次の1本は「死ぬほどうまい」と感じられ、ますますたばこから離れられなくなります。

③ 禁煙意欲の喪失 「こんなにつらいニコチン切れが生涯続くのが禁煙なのか」と誤解してしまい、禁煙する意欲を失ってしまいがちです。

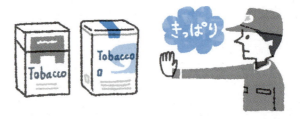

古い禁煙の本の中には「漸減法」などゆっくり減らして0本に至る禁煙方法が記載されていることがあります。しかし現在の禁煙治療のコンセプトは「きっぱりやめる」です。これを断煙と呼びます。ニコチン代替療法剤のニコチンガムやニコチンパッチは使用開始時から断煙が求められます。バレニクリンの場合、内服開始当初は喫煙していてよいのですが、薬が有効性を発揮して「たばこの味がまずく感じられる」との段階に至ったらたばこはきっぱり断ちます。

現在のように禁煙治療に薬の手助けの無かった時代（1990年代）は、断煙法は「コールドターキー」と呼ばれました。ニコチン切れで鳥肌が立つというところからの命名で、断煙によるニコチン切れとの戦いを言いあらわしています。しかし時代は変わり、現在では禁煙治療薬が手軽に利用できるようになりました。

禁煙すると、数日から2～3週間でニコチン切れは消えていき、禁煙補助薬を利用するとニコチン切れは軽減されます。以上の理由を説明し、「もしあなたのやりたい方法（漸減法）でうまくいかなかったら、次はぜひ私たちが提唱する方法（断煙法）でやってみてください」と情報提供してください。

禁煙継続支援の基礎知識

● 再喫煙が生じる理由

◉ 禁煙の3つの難所と再喫煙メカニズム

　禁煙には3つの山があると言われてきました。「3日、3週、3か月」と俗に言われる禁煙の難所です。このうち3日目の山はニコチン切れによる挫折ですが、3週目と3か月目の山は油断や記憶による再喫煙での挫折です。

　現在広く行われている禁煙治療は、禁煙を開始するための強力なツールですが、残念ながら受診後3か月以降の支援は含まれていません。長年の喫煙習慣から生じる心理的依存（記憶）によるたばこの誘惑は長く続き、「1本くらいならいいだろう」と再喫煙を引きおこします。禁煙によって休止状態になっていた脳内のニコチン受容体は、1回の急激なニコチン吸収（すなわち喫煙）で活性を取り戻しますので、強い喫煙要求が再発して喫煙者に逆戻りすることになります。これが再喫煙メカニズムです。

◉ 再喫煙の契機

　再喫煙の機会はいたるところにあります。「夫婦喧嘩して」「仕事のストレスで」「お酒の席で」といったありがちな場面から「こんな嬉しい時にはたばこを吸わねば」「ここまで禁煙したのだからご褒美の1本」まで、ありとあらゆる人生の出来事が再喫煙の契機になることがわかっています。

　さらに、禁煙を開始した人のうち90％以上が、1年以内に強い再喫煙の誘惑に出会うと言われています。「禁煙して3か月も経過したのにまだ吸いたい。今回の禁煙は失敗でしょうか」と相談を受けることがありますが、3か月程度ではまだ吸いたいのは当たり前であり、禁煙の失敗ではありません。

● 再喫煙の防止におけるたばこ対策担当者の役割

◉ 禁煙継続方法の相談先

　再喫煙誘惑への対応や禁煙継続方法の相談先ですが、禁煙補助薬や禁煙外来での治療中であれば、治療を担当する医療者に相談できます。長期の外部プログラムは、再喫煙防止のためのプログラムを組み込んでいますので、禁煙外来終了後の再喫煙要求にも対応しています。しかしそうした長期プログラムを利用しない場合には、禁煙治療終了後の再喫煙誘惑の相談は職場のたばこ対策担当者に寄せられることになります。

◉ 再喫煙防止支援の期間

　再喫煙の誘惑は、ニコチン依存によって得られた快感の記憶や喫煙でうまくいった出来事の記憶に起因します。記憶を消す薬はありませんが、時間経過とともに記憶は薄らぎます。多くの場合、禁煙を開始して1年程度で再喫煙誘惑の頻度や程度が軽減しますので、再喫煙防止の支援は禁煙開始後1年くらいが必要とされる期間と考えられています。

◉ 禁煙の継続のためには、環境整備も重要

　喫煙しやすい環境では再喫煙が増加してしまいます。たばこ対策の中の喫煙場所の制限を強化することは、禁煙した人が喫煙に逆戻りしないようにする方策であり、再喫煙防止の大事なポイントです。

コラム　禁煙継続のための支援の実際

■禁煙継続のための情報提供
禁煙開始者に以下の内容を伝えることで再喫煙を防止します。

❶再喫煙メカニズムについて
ニコチン依存はいったん消失したように見えていても、1回の喫煙（1回の急激なニコチン摂取）で容易に再発する疾患です。「この再喫煙のメカニズムは人類共通であり、自分だけは1本吸っても大丈夫と根拠のない自信を持たないように」と念を押します。

❷喫煙要求をかわす応急措置
行動療法と呼ばれる範疇の対処法です。喫煙要求が出てきたときの対処法としては、下記のようなことが昔から使われてきましたので、参考にしてください。

①体を動かす
②飲み物の利用（熱い、冷たい）
③野菜の多食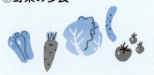
④痛み刺激
⑤その場を離れる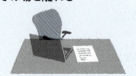
⑥マスクをして口を覆ってしまう

宴会やお酒の席は再喫煙の多い場ですが、そこで役立つ行動療法をあげます。
さらに無事の帰還報告を待ってくれる人がいるとベストです。

①座席は非喫煙者の隣にとる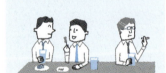
②ノンアルコールの飲み物を準備しておく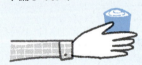
③トイレに立つ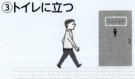
（ニコチンガムやニコチンパッチをトイレで使う方法も）

❸再喫煙誘惑に意識を向けるのではなく、禁煙のメリットに意識を向けるように促す
「息苦しさが消えた」「走るときに体が軽い」など、健康面でのメリットは禁煙して早期に現れます。「家族に褒められた」「仕事の能率があがるようになった」「集中力が増した」など健康面以外のメリットも嬉しいものです。禁煙のメリットを毎日自分で確認する習慣をつけると、禁煙継続が楽しくなるというさらに大きなメリットもあります。

■禁煙支援者や禁煙推進者としての役割を提供
もう一つの強力な再喫煙防止策は、禁煙支援者や禁煙推進者としての立場を与えられることです。自分のために禁煙をと思っている間は再喫煙してしまいがちですが、人の禁煙を応援する立場になると、再喫煙リスクが減少します。職場の禁煙推進者となれば、さらに再喫煙しにくくなります。

禁煙した人に職場での禁煙支援者や禁煙推進者の役割をお願いすることは、本人の再喫煙を防止するとともにたばこ対策担当者の強力な味方を得る一石二鳥の方法と言えましょう。

手ごわい喫煙者への対応〜喫煙者心理にもとづく対応策

● 喫煙者心理を読み解く

◉喫煙者が禁煙に同意しづらい理由〜「依存性」と「メンツ」

普段はよい人なのに、禁煙の話になったとたんに豹変してしまう人は珍しくありません。「やめたい、でもやめたくない」という相反する喫煙者心理をまず理解しましょう。キーワードは「依存性」と「メンツ」です。

- **依存性**

　ニコチンでも違法ドラッグでも共通したことですが、強い依存性を獲得してしまった人は本能の部分で、依存性薬物を使い続けることができる状況を守ろうとします。また自分が薬物依存者であるということを認めたくなくて、頑強に「癖だ、習慣だ」と言い張る場合もあります。

- **メンツ（防御反応）**

　人はできないことを求められたり、言われたくないことを言われたりすると防御反応が出ます。「禁煙はできない、無理」と信じ込んでいる人に禁煙を求めると、防御反応が出るのは当然で、それが「お前に言われる筋合いはない」「国が売るのが悪い」「あなたには関係ない」といった言葉になってあらわれます。

● 喫煙者心理に基づく禁煙の声掛け法（4A+A）

◉禁煙継続方法の相談先

「4A+A」は、筆者の20年におよぶ禁煙支援経験から得られた、喫煙者心理にもとづく「手ごわい喫煙者への禁煙の声掛け法」です。簡単な手法ですが、喫煙者のメンツも支援者の意欲も保たれ、よい関係を構築しつつ禁煙意欲を高めることにつながります。なお4A+Aは「簡単禁煙動機付け法」とも呼び、手ごわい喫煙者だけでなく禁煙外来や禁煙教室など、禁煙支援のすべての場で共通して使える手法です。

◉4A+Aとは

4A+Aとは、「Accept–Admire–Ask–Advice–Arrange」の5つの頭文字をつないだものです。日本語では「受け止める（くりかえす）–褒める–尋ねる–伝える–次につなぐ」となります。

1. **A**ccept　受け止める（くりかえす）。「○○なのですね」

2. **A**dmire　褒める。「よく話してくださいました」　ここまでの段階で心の壁を取り払います。

3. **A**sk　尋ねる。「起床後何分で吸いたくなりますか？」　ニコチン依存の程度を知って、禁煙補助薬の効き目を予測します。

4. **A**dvice　伝える。「禁煙のクスリの効き方」や「禁煙のメリット」がよく使われます。

+

5. **A**rrange　次につなぐ。「その気になったらいつでもご相談ください」　人はすぐには変われませんから、笑顔で次につなぎます。

最初の4つのAは必ず実施します。最後のA（Arrange）は軽く付け加えるつもりで笑顔で行うのがコツです。喫煙者に声をかけたら予期せぬ厳しい言葉が返ってきた、という場合にもっとも功を奏しますが、通常の禁煙の声がけにも役立ちます。

● 4A＋Aの使用実例

ケース1

　エレベーターホールで禁煙教室のちらしを配っていた、たばこ対策担当の遠藤さんは、喫煙者のTさんを見つけてちらしを手渡しました。Tさんはムッとして「あほか、喫煙者は納税者で国に貢献しているんやで。あんたら、大間違いしとる」。

遠藤さん「そうですか、国に貢献してくださっているのですね(Accept)。気持ちをお話しくださってありがとうございます(Admire)。ところで、朝起きて何分でたばこが吸いたくなりますか？(Ask)」
Tさん「起きてすぐ吸うけど、それがどうした？」
遠藤さん「起きてすぐですか。それじゃ禁煙するの、今までたいへんだったでしょ」
Tさん「(驚いて)よくわかるなあ」
遠藤さん「ええ、その分、禁煙の薬がよく効くなあと感じていただけそうです(Advice)」
Tさん「へ～～～」
遠藤さん「この教室にぜひ来てくださいよ。今は禁煙の薬がずいぶんと進歩しましたから、そうした話も聞いていただけます(Arrange)」
Tさん「ふうん、ちょっと考えてみるワ」

ケース2

　事後指導の場で面談者が喫煙者だと知った保健指導者の後藤さんは、さっそく「周囲から禁煙するようにと言われておられませんか」と水を向けてみました。ところが面談者Kさんは「やめるのがよいとわかっているが今はストレスがあって禁煙する気にならないので、本数を減らすようにしている」との返事です。

後藤さん「なるほど、本数を減らしておられるんですね(Accept)。さすがKさん、努力してくださっているのですね(Admire)。ところで減らすのはどうですか？(Ask)」
Kさん「20本だったのが10本になっています。これ以上は減らす気にならないですね」
後藤さん「20本が10本になったとは、すばらしいですね。ところでKさん、ご自宅ではどこで吸っておられますか？(Ask)」
Kさん「ベランダです。家の中では子どももいるので吸わないようにしています」
後藤さん「家の中で吸わないようにしておられる。子どもさん思いですね。ただ残念ながらベランダで吸っても家の中に有害物質は持ち込んでしまうのですよ(Advice)」
Kさん「ほんとうですか！」
後藤さん「ええ、子どもさんのためにも、禁煙をお考えください。受動喫煙が防げますし、ご家族にも喜ばれますよ(Advice)」
Kさん「なるほど、考えてみます」
後藤さん「社員専用HPに禁煙の話のコーナーがありますので見てくださいね。禁煙サポートプログラムもあります(Arrange)」
Kさん「わかりました」

● 4A＋Aのポイント

　「喫煙者を説き伏せて禁煙させてやろう」などと欲張ったことを考えないことです。喫煙者はそれぞれの禁煙の時期を持っていて、ひそかに機が熟すのを待っています。屋内禁煙などの禁煙化も、禁煙教室も、機が熟すお手伝いですので、4A＋Aを楽しんでください。「そんな生ぬるいことでは喫煙者は減らない」との声もありますが、強く言ったからといって喫煙者が禁煙の意向を固めるわけではありません。4A＋Aで心のバリアを取り除き、相談しやすい関係を作る中で、喫煙者は禁煙のことを真剣に考えて、自分の禁煙時期を見つけます。

●4A＋Aのバリエーション

「尋ねる」に利用される質問には、例にあげた起床後の喫煙欲求出現時間の質問（ニコチン依存の程度を知る）のほか、「自宅のどこで喫煙していますか」（喫煙を何とかせねばと思っているかどうかを知る⇒禁煙方法の助言につなぐ）「ご家族はどうおっしゃっていますか」（家族の協力の有無を知る⇒家族への受動喫煙を防止する方法の助言につなぐ）などがよく使われます。

「伝える」（助言）の内容については、米国たばこ依存治療ガイドライン（2000年）に「関連した話」「リスク」「禁煙のメリット」「禁煙方法」の4つの項目が記載されています。禁煙方法、禁煙のメリットなどがよく使われます。

●禁煙に同意しない喫煙者の禁煙動機を高める5つの働きかけ（5R）

Relevance	関連性	できるだけ相手に特化した形で喫煙の危険性を知らせる
Risks	リスク	喫煙のマイナス面（リスク）を知らせる
Rewards	報酬	禁煙したときのメリット（報酬として得られるもの）を知らせる
Roadblocks	妨害物	禁煙するときに妨げとなるものを取り除くように働きかける（禁煙方法など）
Repetition	くりかえし	クリニックに来訪するたびに動機づけを行う

(Treating Tobacco Use and Dependence: 2008 Updateより)

●禁煙のメリット

禁煙効果チェックリスト

禁煙してよかったことは、次のどれですか。該当するものに、チェックを入れましょう。

呼吸器

- □せきが減った
- □たんが減った
- □呼吸しやすくなった
- □息が続くようになった

体調・痛み

- □胃の調子がよくなった
- □肩こりが消えた
- □頭痛が消えた
- □肌の調子がよい
- □身体が軽く感じるようになった
- □目覚めがさわやかになった
- □熟眠するようになった
- □気持ちがらくになった

目・鼻・口・歯・味覚

- □視力がよくなった
- □香りがわかるようになった
- □声が出やすくなった
- □歯磨きの時の吐き気がなくなった
- □歯にヤニがつかなくなった
- □食べものの味がよくわかる
- □口臭や体臭を気にしなくてよくなった

心配事・クレーム・その他

- □火事の心配が減った
- □家族や周囲の苦情が減った
- □禁煙場所か、気にしなくてよくなった
- □持ちものが減った
- □たばこの買い置きがあるか、心配しなくてよくなった
- □出費が減った（1日1箱なら、1か月で約12,000円が煙に）

たばこをやめると、こんな変化が……

- 1分禁煙すると … たばこのダメージから回復しようとする機能が働きはじめる。
- 20分で ……… 血圧は正常近くまで下降する。脈拍も正常付近に復帰する。手の体温が正常にまで上昇する。
- 8時間で ……… 血中の一酸化炭素レベルが正常域に戻り、血中酸素分圧が正常になって運動能力が改善する。
- 24時間で ……… 心臓発作の確率が下がる。
- 48時間で ……… 臭いと味の感覚が復活し始める。
- 48～72時間で … ニコチンが体から完全に抜ける。
- 72時間で ……… 気管支の収縮がとれ、呼吸が楽になる。肺活量が増加し始める。
- 2週～3週間で … 体の循環が改善する。歩行が楽になる。肺活量は30％回復する。
- 1～9か月で …… せき、静脈うっ血、全身けん怠、呼吸促拍が改善する。
- 5年で ……… 肺がんになる確率が半分に減る。

(American Lung Associationを改変)

● 喫煙者の拒否的な発言への対応例

　喫煙者の拒否的な発言は、強い表現をとるために受け取る側にはダメージとなります。しかし筆者の長年の禁煙支援経験から言うと、こうした発言はほとんどが定型的であり、回答方法も確立されています。もっとも有効な回答は、とても簡単なものです。「そうですか、よくお聞かせくださいました。でも実のところ、禁煙した人たちは、禁煙してみたらあのころ○○と言っていたことがウソみたいだ（まるで笑い話だ）とおっしゃいます」と、禁煙した人の言葉として伝えます。喫煙者は心の中でその言葉を反芻し、禁煙について考えるようになります。そのほかの回答をしたいと思う場合は、以下の回答例を参考にしてください。

喫煙者の発言「死ぬまで吸う」

回答1　死ぬまで吸えた人はいません。みな、死ぬ前にたばこが吸えなくなるのです。それならもっと早く禁煙しておけばよかったのにということですね。

回答2　前の週まで「死ぬまで吸う」と豪語していた男性が、禁煙外来にきて「どうしてもっと早く禁煙しておかなかったのか」と大粒の涙を流すのを何人も見てきました。人生にも家族にも別れを告げなければならなくなってから後悔するのでは遅い。そのような後悔を、あなたに経験してほしくありません。

回答3　たばこはタチの悪い彼女のようなもの、別れたら運が向いてきたという話は禁煙した人たちからよく聞く話です。それに、死ぬまで別れないと言っていても、別れてしまえば別の世界が見えてきて、もっと素敵な彼女が見つかるという事例はいくらでもあります。同じようにたばこも別れてしまえば、もっと素敵な世界が見えます。

喫煙者の発言「自分のことは自分でわかっているから放っておいてください」

回答1　喫煙者のみなさんは自分の喫煙や禁煙はわかっておられますが、他の人が禁煙してどんなに多くの恩恵を受けたかは、ご存じないことが多いですね（あるいは、他の人がどんなふうにして楽に禁煙したかは、ご存じないことが多いですね）。

回答2　喫煙は自分だけの問題ではなく、受動喫煙を受ける周囲のみなさんの問題でもあります。

喫煙者の発言「喫煙者は納税で国に貢献している」

回答　多くの調査で、喫煙者がたばこ税で納税する以上に、喫煙関連疾患で治療費等の支出が多いことがわかっています。喫煙者は1本喫煙するたびに、周囲に（社会に）10円の負担をかけているとも言われています。貢献ではなく、負担をかけているのです。

喫煙者の発言「人に迷惑をかけていない、とても気をつかって吸っている」

回答　受動喫煙への知識不足が言わせている言葉です。サードハンドスモーク（P13参照）など、吸い終わって戻ってからも受動喫煙の原因となることも含めて伝えてください。

喫煙者の発言「これしか楽しみがない」

回答1　喫煙しているときにはそのように思っていたが、禁煙したらそのほかの楽しみがたくさん見えてきて、いろいろ楽しいことが増えたと言う人が多いですね。

回答2　依存症の一つの症状が「これしかない」と感じてしまうことです。実際、楽しいことが多いはずの思春期喫煙者ですら、「これしか楽しみがない」という言葉を言います。

喫煙者への個別禁煙支援の実際　第3章

喫煙者の発言「退職したら禁煙を考える。今はストレスが多くて禁煙どころではない」

回答1 喫煙者と非喫煙者と禁煙した人のストレス度合を調べた多くの調査が、喫煙者のストレス度がもっとも多いことを示しています。

回答2 禁煙した人たちは、「打たれ強くなった」と言います。ストレスが到来しても、たばこに逃げてしまうのではなく、そのストレスに向かい合って適切に対処できるようになります。

回答3 病気は退職まで待ってくれないかもしれません。元気なうちに禁煙してください。

喫煙者の発言「吸ったこともないものがエラそうに言うな」

回答 私は(非喫煙者ですので)禁煙したことはありませんが、禁煙した人の状況については勉強して(多くの人たちの禁煙をお手伝いしてきて)たくさん知っています。
(糖尿病にかかったことのない医師や栄養士が糖尿病の生活指導を上手にやっています。自分がその疾患に罹患していることは上手な支援者になるのに有利な条件ですが、罹患していなければ支援できないということはありません)。

現場の声　岩盤層の存在に悩んでいます

　禁煙できる人は禁煙してしまい、絶対に禁煙しないという岩盤層のような意固地な人たちが残ってしまっています。禁煙を勧めても、やめるメリットを感じないと言われてしまい…。こんな人たちに何を言えばよいのか悩みます。

コメント

　岩盤層として残ってしまった喫煙者の人たちには、「何度も禁煙を試みたがうまくいかなくて仕方なく喫煙を続けている」人たちと、「ニコチンの依存性薬物としての薬効から離れられなくなった」人たちが含まれています。前者には現在の禁煙治療について、詳しく知識提供してください。他の禁煙経験者の体験談なども役立ちます。禁煙を練習と考えると、練習を重ねるほど次は上手にできるのだからと、次回の禁煙チャレンジを促してください。後者の場合は少々やっかいです。人間の理性の範囲を超えた依存性薬物の快感を知っているわけですから、ドラッグなどほかの依存性薬物からの離脱と同様に強制力が必要であり、喫煙できない環境づくりが効果的と考えられます。

現場の声　唯一の楽しみ

　工場で現場にいる人は喫煙率が高く、きつい仕事を一段落すると一服するのが楽しみだそうです。唯一の楽しみであるたばこを禁止するのも、締め上げるみたいでかわいそうという雰囲気があります。たばこがなくてもリラックスできる人と、そうでない人との違いはなんだろうなあと考えてしまいます。

コメント

　依存性薬物の特徴は、「それしか楽しみがない」と思わせてしまうことにあります。依存性から脱却(禁煙)すると、ほかの楽しみがいっぱいあることに気づくものです。「締め上げるみたいでかわいそう」ではなく、たばこしか楽しみがないような人生を続けさせているほうがかわいそうとの考え方もあります。休憩時間に喫煙するしかない状況にも問題があると思われますので、喫煙場所の制限だけでなく禁煙支援もしっかりと提供してください。なお、たばこがなくてリラックスできるのは人間の本来の姿であり、喫煙者になってしまったから、たばこなしでリラックスできなくなった(喫煙という非常に手軽にリラックスできる方法に頼ってしまい、ほかのリラックス法を習得しなかった)というのが真相です。

たばこ TOPICS 禁煙支援で知っておきたいこと 〜女性の喫煙・うつ・禁煙グッズ

■女性喫煙者への禁煙支援

　女性の喫煙は、妊娠出産育児に影響するだけでなく、くも膜下出血のリスク増大や更年期障害の悪化などさまざまなリスクをもたらしますので、女性の喫煙は職場の重要な健康問題のひとつです。

　女性の喫煙者は男性喫煙者と同じように人前で堂々と喫煙し喫煙本数の多い「男性型喫煙者」と、人前では喫煙せず吸う本数が少ない「隠れ喫煙型喫煙者」に分かれます。隠れ喫煙型の女性は、少ない本数だからそれほど害がないと思っていたり、禁煙治療は自分とは無関係と思っていたりします。美容面からのアプローチに加え、少ない本数の喫煙であってもニコチン依存が強い場合が多いために禁煙補助薬が有効であるという医学情報を伝え、禁煙治療を促します。

　女性喫煙者へのもっとも不適切な対応は「そんな少ない本数だったら自力禁煙したら」との言葉です。女性は妊娠出産のためもあって若くして自力禁煙を試みる傾向にあります。つまり女性は禁煙の必要性を感じていないために喫煙を続けているのではなく、自力禁煙を試みたが不成功であったために、現在も喫煙を続けざるを得ないとの理解が支援者に必要です。

　家族への働きかけも重要です。女性喫煙者のパートナーは喫煙者であることが多く、健保だよりなどを利用してパートナーとの同時禁煙をと呼びかけましょう。さらに女性は言語によるコミュニケーション能力が高いことが多いことから、言葉による励ましや褒め言葉が有用です。「お肌がきれいになった」「持ちものが減ってすっきりした」「表情が明るくなった」など、短期間でわかる外見上のメリットを伝えることで禁煙を続ける意欲を持ちますので、褒めてあげてください。

▶**女性への禁煙支援のポイント**
❶できるだけ早期から禁煙補助薬を利用するように勧める
❷家族の喫煙者への禁煙治療の呼びかけ　❸言語的サポート（家族・職場・メールなど）

■メンタル疾患と禁煙

　近年の研究で「喫煙者のほうがうつ傾向を生じやすい」「喫煙者のほうが自殺者が多い」など喫煙とメンタル疾患に関しての新しい知見が出てきました。「メンタル疾患があるから禁煙してはならない」との考え方は誤りであり、メンタル疾患を有する喫煙者の禁煙の重要性が指摘されるようになりました。ただしメンタル疾患の状況が悪いときには禁煙が不成功に終わるばかりか、メンタル疾患の一時的な悪化をきたすこともありますので、メンタル疾患を有する喫煙者が禁煙チャレンジするときには、メンタル疾患の主治医から「今の時期に禁煙チャレンジしてもよい」との承諾を得ることが勧められています。

数字の小さいたばこや、その他の禁煙グッズ

　「吸い続けたいが、少しでも有害性が減らせたら」と考える喫煙者心理につけこむかのように、多種多様な数字の小さいたばこやグッズが販売されていますが、その中には有害なものもあります。

1）数字の小さいたばこ
　数字の小さいたばこは、フィルターに目に見えないほどの小さい穴が開いていて、空気をいっしょに吸いこんで吸入する煙を薄める仕組みになっています。しかしニコチンの自動調節能（薄まった煙から喫煙者が快感を感じる濃度のニコチンを吸いこもうとして意識せずに吸い方が変わる）、添加物の効果（アンモニアなど添加物により煙成分が吸収されやすくなっている）、喫煙本数の増加などにより薄まった煙を吸い込んでも、体内に吸収される有害物質量はそれほど減らないばかりか、場合によっては増加することもあると判明しています。

2）電子たばこ
　電子たばこの中にはニコチンをはじめとする有害物質が含まれているものがあります。また水蒸気を室温で可視状態にするための添加物も含まれています。2008年にWHOはその安全性に疑問を呈しており、FDAでも、たばこ特有の成分以外にも有害物質が含まれていることを指摘しています。

3）ネオシーダー®
　ニコチンが含まれています。吸煙による有害性も生じます。

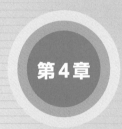

現場から学ぶ
たばこ対策のピットフォール（落とし穴）
～「成功例」「失敗例」に学ぶ効果的なたばこ対策

この章では、実際にたばこ対策を推進するにあたってのさまざまな注意点を、たばこ対策事業の段階ごとに、たばこ対策担当者の「現場の声」をもとに説明しています。筆者からのコメントや、同じ状況でうまくいった事例も入れていますので、たばこ対策の実際を見て自分の職場にあわせた「うまくいくたばこ対策」の構築に役立ててください。

実態の把握や立案

●トップ対策

現場の声 失敗例　役員クラスに遠慮してしまう

　トップは非喫煙者で、たばこ対策を推進するようにとのことでしたが、役員クラスに喫煙者が大勢いて、何かにつけてくじかれる感じがしています。

コメント

　トップ攻略は計画段階から重要ですが、実施段階になってから本音が出てきて非協力的になることはしばしばみられます。トップに対しては「正攻法」が一番です。つまり知識による意識改革です。

　事業者として受動喫煙防止対策は努力義務であることはもちろん、たばこ対策が不十分だったために受動喫煙を生じた場合の影響について、健康面と作業能率面から説明しましょう。生産性の向上、労働者の健康支援、医療費の節減など、トップの心に何が響くのかを考えて、自社のいくつかのデータを見せるのはとても有効です。

　管理職へはトップの言葉があれば説明がしやすいものです。保健事業の担当者に喫煙者が混在している場合は、業務への理解を求めるともに、禁煙の知識を知ってもらい、禁煙を勧めてください。喫煙者から非喫煙者に変わると、強力な味方になってくれることが多いものです。

　社員の健康管理についてきちんと理解しているトップは、自分の喫煙禁煙と関係なく社員の禁煙を勧めることができます。喫煙者だから理解できないと決めつけたり、遠慮したりすることなく、さまざまなデータを示して説明して粛々と同意を得るようにします。

　もちろん、中には「禁煙」と聞くなり嫌な顔を露骨にする上司やトップもいます。正攻法での説得を試みますが、どうにも無理なこともあります。そうしたときに取られてきた方策が、その人たちの喫煙と社員の喫煙は別問題という姿勢をとるという方法です。早い話が例外扱い(ダブルスタンダード)です。

　例えば、市庁舎を敷地内禁煙にする際に、議会はしばらく喫煙可とするといった妥協案です。そのメリットは、他の場所の受動喫煙防止が実施しやすくなることと、今はダブルスタンダードとしていても、ほかの場所の禁煙が定着してくるにしたがって例外的な扱いを受ける場所に対しての内外の目が厳しくなってきて、いずれは同一のスタンダードで対応できるようになります。前述のように議会に例外措置を認めた市庁舎でも順に議会をふくむ禁煙にむかっています。

　多人数の受動喫煙をまず防止し、ついで時期をみて役員フロアにも同一ルールを適用するといった段階的実施はベストの方法ではありませんが、無用の抵抗をさけて、着実にたばこ対策を進めるための知恵と言えるかもしれません。

現場の声 成功例　思い切って提案してよかった

　社長が喫煙者です。ダメを覚悟で「社長はともかく、社員のために、社長から社員への禁煙を勧めてください」と提案したところ、「私だって、禁煙しないとは言っていないし、社員の健康は重要だ」と禁煙キャンペーンへの応援を取りつけることができました。喫煙者だからとあきらめないでよかったと思いました。

●トップにアピールするポイント

現場の声 成功例 社長コメントをゲット

　社長は非喫煙者ですので、禁煙の重要性を年初めの訓話という重要な場で社員全員に言ってほしいとお願いしてきましたが、いつも却下されていました。そこで今年は方向を少し変えて、社員が健康に関して自己管理ができることが大事で、その第一番が禁煙だというストーリーでとお願いしたところ、年初めの訓話だけでなく全国の支店長会議でも「管理者たるもの、健康にもっと関心を持って所属員の健康管理には十分注意しなさい。そのためにはまず、自らも禁煙し、社員にも禁煙を勧めなさい」と言ってもらうことができ、禁煙キャンペーンがぐっとやりやすくなりました。

コメント

　禁煙は社員の健康に結びつくと同時に、企業の雰囲気にも影響します。よい形で禁煙のキャンペーンを実施している企業は業績も伸びます。企業のやる気を育てるのが禁煙だという視点も、これからは大事かもしれません。また禁煙はエコにもつながりますので、企業のエコキャンペーンに結び付けての説明も一法です。もちろん禁煙というクリーンなイメージが企業イメージにプラスに働くことは言うまでもありません。

◎トップに禁煙をアピールするポイント
- 社員の健康
- 経費負担の軽減、欠勤による経済負担、離席による負担、死亡による負担、清掃費用の負担、など
- 死亡や欠勤による人的損失の防止
- エコキャンペーン
- クリーンなイメージ

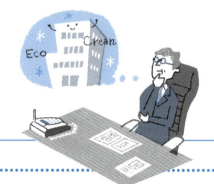

●事業主と健康保険組合

現場の声 失敗例 強制力のある話

　今年、禁煙キャンペーンを実施しましたが、健康保険組合側の力が入りすぎてしまい、最初に出した業務連絡が「管理職が率先して禁煙しなさい。禁煙しない場合は理由を示せ」でした。当然反発をくらいました。こうした強制力のある話は、健康保険組合側ではなく事業主側から出してもらうべきだと痛感しました。

コメント

　たばこ対策の推進にも役割分担があります。強制力を必要とする対策は事業主でないとできません。喫煙者と鋭く対立することもある、父性的な役割とも言えます。一方、喫煙者に寄り添い、禁煙できない悩みを聞いたり、なかなかできない禁煙を応援したりといった役割や、健康情報の提供は、健康保険組合の役割となることが多く、これは母性的な役割と例えられることもあります。父性的な厳しさと、母性的な包み込む優しさがうまくマッチしたたばこ対策の推進が理想です。

現場の声 成功例 健康保険組合だからできること

　健康保険組合だからこそできることとして、①特定健診の問診票などからハイリスク者をセレクトしてアプローチができる！　②健診の精密検査のお知らせを出すときに喫煙者に禁煙をすすめるパンフレットなどを同封できる！　③特定保健指導を実施する際に、意識的に禁煙に重点を置いてアプローチができる！　の3点があります。これは健康保険組合が禁煙を推進する強みだと思います。

●非公式なコミュニケーション

現場の声　失敗例　喫煙者のメリット?!

喫煙者に禁煙を勧めたところ、喫煙所に行くとトップと直接会えて、非公式な会話がフランクに交わせるし、会社で何がおきているかいっぺんにわかるという、喫煙のメリットがあるといわれてしまいます。

コメント

「うまく進んでいる?」「あれはどうだった?」といったコミュニケーションがトップととれ、根回しもしやすいとなると、「禁煙すると会社で生きていけない」との言葉も出てこようかとも思います。

しかし禁煙してみると、禁煙した仲間や非喫煙者との連帯感が別に生じて、今までより広い交流が広がっていることに気づきます。また執務室とは違う空間で、違うコミュニケーションがうまれる場は、喫煙室以外にも「飲み会」「社内スポーツ」「レクリエーション」など、いろいろと設けることができます。

本来的には、喫煙場所の密談で物事が決まる職場の状況は健全とはいえず、職場全体のコミュニケーションを活性化する方策を考える必要があると思われます。

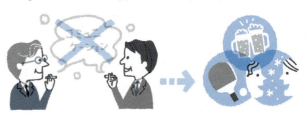

●孤軍奮闘

現場の声　失敗例　大きな壁がある

たばこ対策として何かしようとすると、大きな壁があることを感じます。まずは社員の意識調査からと思って上司に話を持って行ったところ、「たばこくらいいいだろう」と言われてしまって…。まだまだ社内の雰囲気は昔と変わっていないことを痛感しました。孤軍奮闘です。

コメント

たばこ対策はひとりで進めるものではありません。必ず仲間と、チームを組んで進めるものです。このままではいけないと考えている人が必ずほかにもいますから、そうした人との仲間づくりをまずはじめましょう。そして仲間で知恵を出し合って、次の段階に向けて進むようにしていきます。もし仲間となる人がそばにいそうになかったら、非喫煙者の中に協力者をつくるべく教育・啓発から進めてください。仲間がいればがんばれますし、疲れたら交代もできる。これがひとつ目のポイントです。二つ目のポイントは、「組織外の人間をうまく使う」ということです。健康に関する講演会を計画し、講師と事前に打ち合わせておいて、話の中に受動喫煙や禁煙方法の話をおり込んでもらうなどです。こうした講演会が社内の流れを変える機会になることはよくあります。

現場の声　成功例　産業医を仲間にする

喫煙者は喫煙場所にいくために長く離席することとなります。そこで離席コストを計算してたばこに対する意識を変えることをもくろみました。ところが社内の反応は「たばこくらいいいだろう」でした。ただその後、産業医に離席コストを伝えたところ、意外に強く関心を示してくださり、産業医から安全衛生委員会でプレゼンしてたばこ対策を進めることを提案いただくことができました。以来、離席コストも含めて従業員の認識がだんだんと変わってきたのを感じています。

現場の声 成功例 「エグゼクティブセミナー」で会社の雰囲気が一転

　内部の人間がいくら言っても、上層部の人たちに聞き入れてもらえませんので、エグゼクティブセミナーと題して「健康講演会」を部長以上の上層部を対象に開催しました。講師には事前に社内の状況をお伝えし、禁煙も含めて話していただくようにお願いしておきました。セミナーではメタボの話から始まって、受動喫煙の影響はもちろん、禁煙方法に至るまで迫力ある話で、参加している喫煙者の部長の顔がだんだんと真剣になっていくのがわかりました。終了するなり、健康管理室に禁煙にチャレンジする部長クラスの来訪が相次ぎ、その日から社内の雰囲気が一転しました。上層部の喫煙率が激減し、たばこ対策も格段に進めやすくなりました。

●労働組合との関係

現場の声 失敗例 協調と限界

　ほかの健康対策には、労働組合は前向きで、健康保険組合の保健事業についても協力的です。しかし事業主がたばこ対策を推進して屋内禁煙にすると言い出したことには、「喫煙者の権利を侵害する」と労働組合が反対して、協力が取りつけられません。

コメント

　労働組合は、事業主がしっかりと労働者の健康を守るように要求することができる立場です。しかし実際には、喫煙者の労働者が喫煙を続ける権利を侵害したとして、たばこ対策にブレーキをかける役割をしてしまう場合があることは、残念なことです。それによって、非喫煙者に受動喫煙を、喫煙者には喫煙による健康被害を生じるからです。労働組合には、受動喫煙についての医学知識を提供してください。それは
1　受動喫煙は微量でも有害である
2　受動喫煙は屋内はもちろん屋外でも広範囲に広がる
3　受動喫煙を防止することは非喫煙者の疾病予防になる
4　受動喫煙は完全に防がねばならない。喫煙していては受動喫煙を防止することは困難である
の4項目です。

　とくに、喫煙場所を設けていては受動喫煙の防止ができないという点は労働組合にとって主張すべき大事な点を含んでいます。現行の労働諸法規では、「建物内禁煙」や「喫煙室の設置」といった、医学的には受動喫煙を生じてしまう方法での禁煙化が求められています。労働組合は労働者の健康を守るという観点から、労働諸法規に求められていることを事業主が実施しているだけでは不十分であり、労働者をきちんと受動喫煙から守る完璧な受動喫煙防止対策（多くの場合、敷地内全面禁煙化）を事業主に要求する立場と考えられます。その時に、喫煙者が禁煙できるように、禁煙支援を手厚く提供することもあわせて要求してください。なお喫煙者が喫煙する権利というのはいわゆる既得権であり、過去に、医学的知識がなかった時代に認められた権利です。一方で「健康権」が認められています。喫煙は他者の健康権を害する行為であると考えるとき、喫煙者が過去に獲得した既得権の行使が限定されたものであることは明白です。

現場の声 成功例 協力体制へのコミュニケーション

　労働組合との協力体制をつくる方法ですが、喫煙禁煙に限らず日ごろから情報提供を怠らずにやっています。労働組合の機関誌にたばこの情報を含めた健康情報を掲載できるように、毎月原稿を渡しています。また労働組合の地方幹部を集めた会議では、健康情報の提供を30分くらいさせてもらい、労働組合のみなさんにも十分に受動喫煙や禁煙支援の情報提供ができるようにしています。そうしたこともあって、労働組合もたばこ対策に賛成しています。

●質問票の効果

現場の声 失敗例 質問票では喫煙者は減らない!?

　喫煙場所について各事業所に質問票を回そうとしたところ、「そんなことをしても喫煙者は減らない」と反対されてしまいました。

コメント
　喫煙や禁煙についての調査を社内調査として行うこと自体に、禁煙についての意識を高める効果があります。次の段階として喫煙場所の閉鎖や移転について、ある程度予測されることにつながります。同じ効果は、喫煙場所だけでなく、各事業所の喫煙禁煙についてのルールを確認する質問でも得られます。

現場の声 成功例 調査自体がPRに

　今年は全事業所の喫煙場所の調査を実施しました。その結果から、それぞれの事業所にいる保健衛生担当者の「健康意識」もわかり、興味深く読みました。調査自体が、「健康保険組合がたばこ対策をやりはじめた」という良いPRになったといろいろな部署から言われました。

●禁煙化の推進への反論

現場の声 失敗例 屋内禁煙を言い出したら…

　新社屋にうつることになりました。これを機に、屋内は禁煙にしようと提言しましたが、喫煙者の執行役員から「雨の日はどうするんだ」と言われ、先に進めなくなってしまいました。それに不始末による火事の心配・隠れ喫煙の増加・いたるところでの喫煙に戻ってしまう、など反論されて、及び腰になっています。

コメント
　屋内全面禁煙や敷地内全面禁煙を提案したところ、喫煙者から反対される……これは失敗ではなく、提案前から予測される、「おり込み済みの話」です。非喫煙者への教育・啓発が不足する場合には、非喫煙者からも同じ言葉が聞かれます。

職場の禁煙化に際して必ず出てくる、おり込み済みの反論　ベスト4
1）喫煙する権利もある、喫煙者いじめだ
2）そんなルールをつくっても守られないだろう。それならつくらないほうがよい
3）かくれ喫煙で小火が増えて危険だ
4）周辺の路上喫煙で周囲に迷惑をかける

　提案したら必ず出てくる反論には、事前の準備をしておくことで乗り切っていけます。

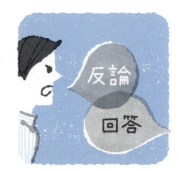

1）喫煙する権利もある、喫煙者いじめだ
　●「喫煙する権利もある」に対しての回答例
　　たしかに喫煙は法律で禁止された行為ではありません。しかしだからといってどこでもやってよいという行為ではありません。例えばバットを振り回すのは禁止されていませんが、人ごみで振り回すと危険行為として制限を受けます。

また、喫煙する権利よりも健康権（人は誰でも健康に生きる権利がある）のほうが憲法でも上位にある権利です。喫煙は受動喫煙によって周囲の健康を害する行為ですので、その権利は限定的にならざるを得ません。

● 「喫煙者いじめだ」に対しての回答例

屋外に喫煙場所を設ける場合でも、受動喫煙防止対策としては、出入り口や通路から20m程度離すことが必要になります。当然建屋のそばではこの条件は満たせませんので、端の不便なところに喫煙場所が設けられます。雨の日に傘をさして喫煙する不便さはとても大事です。というのは、その不便さから、禁煙に踏み切ったという話が多いからです。喫煙場所は多少条件が悪いほうが、禁煙への動機を高め、喫煙者の健康に寄与します。

たばこ対策でもっとも得をする人は誰でしょう。それは実は喫煙者なのです。喫煙対策が強化されることで、禁煙の動機づけになりますし、禁煙を開始したのちも禁煙が続きやすくなります。

また、事業を推進するにあたって、たばこ対策とは「喫煙者への対策」だけをさすのではなく、企業としての法令順守やコンプライアンスの問題でもあるのですから、それを前面に出すのも一つの方法です。

2）そんなルールをつくっても守られないだろう。それならつくらないほうがよい

日本人は多くの場合、ほとんどの人はルールに従いますので、この心配は杞憂です。例えば大学のように、学生の喫煙者が大勢いて、大学への帰属意識が薄い集団でも、決めたルールはほとんどの人が守ります。東京都千代田区の路上喫煙条例でも、周知されたあとの違反者はわずかです。

職場は大学や一般路上よりはるかに強制力が働く場であり、ルール違反はわずかで、それもルールの周知が不十分な場合に限られます。

3）かくれ喫煙で小火が増えて危険だ

喫煙者がもっとも大きな不便を感じるようになる段階は、自分の持ち場で喫煙できたのが、限られた場所に出向いて喫煙しなければならないとなる段階です（つまり喫煙室や喫煙コーナーの設置）。以前はこの段階をクリアするのにかなりの労力が必要でしたが、受動喫煙の有害性の知識が普及し、今ではこの段階はあまり抵抗なく喫煙者にも受け入れられるようになってきました。しかしその喫煙場所が遠く離れていたら隠れて喫煙するかもしれない。そして小火さわぎがおこるかもしれないとの心配が出てきます。

実際には、たばこ対策の推進では小火は増えません。まず小火につながるような違反は、「人が見ていなければ喫煙してもいいのだろう」との思いから生じます。たばこ対策を進めれば進めるほど、「人目があろうがなかろうが、吸っていけない場所は吸ってはいけないのだ」との意識が行き渡ります。

また喫煙欲求はどんなに強くても、その場で喫煙しなければ我慢ができないというほどの強さには至りません。

4）周辺の路上喫煙で周囲に迷惑をかける

建物内全面禁煙の段階では出ませんが、敷地内全面禁煙を実施しようとすると出てくる反論です。

実際には、敷地内全面禁煙を実施する企業や大学、医療機関の多くが、禁煙化実施前から近隣と連携をはかり、理解をいただくとともに町内の美化に協力するようにしています。このことは実施計画に入れておく必要があります。

なお近隣からのクレームは年度を追うごとに減ります。吸いがら拾いなどの美化活動は、できるだけ目立つように、回数を重ねて行います。こうした美化活動に喫煙者が参加することと、徹底した周知で、周囲で喫煙する喫煙者は減少していきます。

実施段階での失敗

◉喫煙タイム・非喫煙タイム

現場の声　失敗例　喫煙者の禁煙動機づけになるはずが…

たばこ対策として、屋内に7か所設けた喫煙室のみの喫煙と限定して1年がすぎました。次は執務時間内は禁煙としたのですが、実際に実施してみると、午後5時まではルールは守られていますが、残業タイムになると喫煙室どころか執務室での喫煙も見られるようになってしまいました。

コメント

　これは周知の不足です。喫煙者は「執務時間は禁煙」とすると、「残業タイムになったら喫煙してもよい」と理解してしまうことがみられます。執務時間内禁煙を実施するそもそもの理由が受動喫煙の防止にあって、残業タイムであっても喫煙ルールは守ることを、社内に広くアナウンスしてください。なお喫煙室を屋内に設けている間は、喫煙者の禁煙動機はあまり高まらないのが普通ですが、屋内禁煙あるいは敷地内禁煙になると禁煙への動機は格段に高まります。

◉広報誌のネタ切れ

現場の声　失敗例　マンネリ化

2か月に1回「健保だより」を発行してその中に禁煙情報のページを載せているのですが、マンネリ化していると指摘されてしまいました。たしかにネタ切れ感があります。

コメント

　和歌山県立和歌山工業高校では、「週刊タバコの正体」という啓発記事を、長期休暇中を除いて毎週1回、全生徒に配布しています。年間50回に及ぶ啓発記事ですが、まったくマンネリ感はなく、毎回が新鮮で楽しい読み物となっています。つまり禁煙に関する話題は50個以上ある、ということです。職場ではこれに禁煙経験者の声なども加えることができるのですから、さらに話題数は多いはずです。「週刊タバコの正体」は和歌山県立和歌山工業高校の協力で、日本禁煙科学会のHPに全文を掲載していますので、ネタ切れだと感じたら参考にするとよいでしょう。

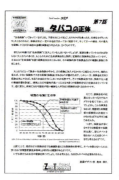 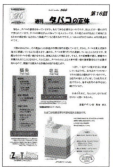

http://www.jascs.jp/truth_of_tabacco/truth_of_tabacco_2011.html

現場の声　成功例　切り口を変え年4回たばこ記事を掲載

年4回発行している被扶養者対象の機関誌でたばこの記事を掲載しています。春号は世界禁煙デーの5月31日にあわせて、夏号はがん検診関連で、秋号は受動喫煙などたばこの害について、冬号は口の健康関連でと年4回の掲載です。

●一日禁煙デー

現場の声　失敗例　年休続出

　全事業所で「一日禁煙」を実施したのですが、「一日禁煙になんの効果があるのか、一日だけで」という声が非喫煙者から上がる一方、その日に年休をとる喫煙者の社員が続出。結局何の効果があったのだろうかと思いました。本当は、一日やめたのだから禁煙を続けようと思ってほしかったのですが……。

コメント

　一日禁煙デーの一番の効果は、喫煙場所が使用されないことによる非喫煙者のさわやかさです。受動喫煙が生じない状況がいかによいものかを非喫煙者が知ることにあると考えてください。ちなみに喫煙者にとっては、もし禁煙支援がなされないままに一日禁煙デーが実施されますと、ただのニコチン切れの一日になってしまう確率が高いです。一日禁煙デーを喫煙者にとっても有効な日とする意図があるなら、前もってその日にニコチンパッチなどを喫煙者が使えるように企画し、ニコチンパッチの効用を感じて禁煙の動機づけにするという形をとるべきです。

●禁煙教室・禁煙キャンペーン

現場の声　失敗例　人が集まらない(1)

　昨年までと同じく、禁煙教室を禁煙キャンペーンとして募集したのですが、参加率がすごく悪くて開催中止になってしまいました。喫煙者にしきりにメールを送ったのですが……。

コメント

　メールでキャンペーンの案内を普通に送るだけでは、見てもらえなかったり、無視されたりします。禁煙教室や禁煙キャンペーンなど、喫煙者を対象にした事業では、個人対象に参加を促す工夫が必要です。担当者が事業所をまわって、直接喫煙者に話すことで参加者を増やしている事業所もあります。

　また開催時期にも工夫が必要です。世界禁煙デーにあわせて5月末ごろに企画されることが多いのですが、決算時期に重なっていたり、年度はじめで準備が整わなかった例もあります。参加しやすくするために禁煙教室の時間は職免にするなどの工夫も重要です。

現場の声　失敗例　人が集まらない(2)

　たばこ対策の担当になり、いきおいこんで禁煙教室を企画したのですが……なんと参加者はたったの2人。これだけ大勢の喫煙者がいるのにどうしたことかと落ち込んでいます。

コメント

　禁煙教室で参加者が集まらない理由の中でもっとも多いものが、「禁煙の決心ができた人を募集する」というミスを犯している場合です。喫煙者は禁煙できるかどうか、不安でたまらないものです。これが普通の喫煙者心理であり、そのときに「禁煙の決心を」と求められると躊躇します。

　禁煙教室の募集時には、禁煙の決心ができていなくても参加できることが喫煙者にも伝わるように、「気軽な気持ちで」「どんなものか見てみようで結構」などの語句を入れるように工夫してください。メタボリックシンドロームやCOPDなど喫煙関連疾患とからめて教室を開催するのも方法です。

●たばこ販売中止

現場の声　失敗例　売上優先

「たばこの自販機撤去を」と提案しましたが、年間の売上高が相当額になると一蹴されてしまいました。

> **コメント**
> たばこ販売はたばこ事業法で認められているものでもあり、収益に貢献していることもありますが、事業所の理念として禁煙化をすすめる中で、撤去を申し入れることで成功する事例も増えています。未成年が職場にいる場合にはとくに強く撤去を求めてください。なお対面販売の場合には、販売者は購入者が未成年でないと確認することが求められます。

現場の声　成功例　たばこ販売中止について

今までは本社地下の売店でたばこを販売しており、たばこの自販機も置いていました。「未成年の就労者もいる職場でもあり、本社ビルの禁煙を推進することにもなるので販売の中止を」申し入れたところ、すっと販売が中止されてこちらがびっくりしました。売店店主の話では、今までは置くのが当たり前と思って(収益もあがることであり)、たばこの販売をしてきたが、考えてみると健康に貢献するという社の方針に反することに気づきましたとのことでした。

●喫煙室の撤去(1)

現場の声　失敗例　良い休憩室になるはずが……

喫煙室の撤去が決まって、喫煙者非喫煙者の分け隔てなく休憩に使える部屋をつくれば、喫煙者もたばこを吸わないで休憩することに慣れてくれるのではないかという声があって、「休憩室」を設置しました。ところが喫煙者は遠くの喫煙場所まで遠征しますし、非喫煙者が休憩室に行くと、なにかさぼっているような感じで行きにくいといった雰囲気が広がり、結局誰も使う人がいなくなって、半年後に倉庫に変更されてしまいました。

> **コメント**
> 喫煙室を撤去したら、休憩しながら何か自由な作業ができる場所に変更するのがベストです。ドリンク類の自販機を設置する・座って資料を読めるようにするなどが一般的ですが、コンセントがついていてパソコンが使えるデスクといすを置いて、執務室と違う雰囲気で、持ち込みのパソコンで作業ができるスペースを設けた例や、マッサージチェアや簡単な運動器具を置いた例では、利用者がかなりあります。
> 喫煙者は勤務時間中に30分から1時間ごとに離席して、周りから見えるところで喫煙する(休憩する)ことに慣れていますが、非喫煙者は3時間くらい集中して仕事するのが普通のスタイルです。離席に慣れていませんし、ガラス張りの周囲から見えるところで休憩する習慣もないのが普通ですので、外部からの視線を適度にさえぎることも大事です。リラックスできるいすとパーティションを設置して目隠ししたところ、利用者が増えたとの例もあります。

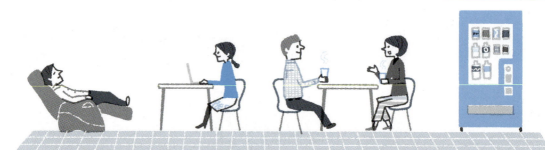

●喫煙室の撤去（2）

現場の声　失敗例　サードハンドスモーク

部内でミーティングをする場所が狭かったので、喫煙室を撤去したあとをミーティングルームにすることになり、喜んで机やいすを運び込みましたが……においがひどくて。壁はみごとに黄ばんでいます。ハウスクリーニングをかけましたが、結局においが完全になくならないということで、倉庫になってしまいました。それでも喫煙室にしているよりは有効活用かもしれませんが、喫煙室はその後も大変だと思いました。

コメント

喫煙室の内部にはタールなどの有害物質が付着しています。それらが長年かけて拡散することによる受動喫煙をサードハンドスモークと呼んでいます。ハウスクリーニングを施して転用する例が多いのですが、長年使ってきた喫煙ルームはサードハンドスモークがひどく、壁紙や床、天井まで張り替えが必要なこともあります。有害物質が出てこなくなるまで何年もかかる可能性があります。

●喫煙室復活

現場の声　失敗例　近隣からの苦情

屋内禁煙にしたのですが、「人目につかない建物の影での喫煙で、植え込みが燃えた」「出入り口周辺の喫煙が見苦しい」といわれ事業がストップ。「近隣の敷地に吸いがらを投げこんだ従業員がいて、近所から苦情がきましたので、屋内に喫煙場所を復活させるように」と言われてしまいました。

コメント

たばこ対策を始めるとこの手の苦情は必ずあると思っておいてください。まさに「おり込み済み」の苦情です。苦情の数は、時間とともに減少していきます。こうした苦情への対応として重要なのが、毅然とした態度で、「事業を後退させないこと」を示すことです。

対応策の具体例をあげると「たばこの吸い殻を山盛りいっぱい、近所の玄関先に捨てた人がいた。このようなことが二度と起こらないように敷地内に喫煙場所をたくさん設けてください」と近所から苦情が到来。

これに対してトップから「まことに残念なことにモラルの低い喫煙者がいた様子である。今後は禁煙化の趣旨をいっそう強固に推し進めることによって、このようなモラルの低い喫煙者をなくす所存である」との言葉があり、たばこ対策の推進に拍車がかかった、ということがありました。

なお近隣からの苦情に対しては、丁寧におわびをするとともに事実関係を確認し、禁煙を普及するとの理念を説明し、敷地外で迷惑行為をすることを禁じるのが原則です。苦情に従って喫煙場所を復活させた事業所では、喫煙場所の周囲が以前より汚くなってしまうなど決して解決策になりません。過去には、社内の喫煙者が苦情をねつ造したり、社内の喫煙者が近所に依頼して苦情を寄せたりといった事例もありました。

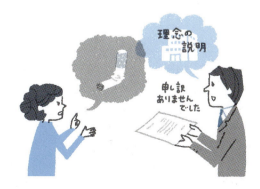

●受動喫煙対策がおちつくと出てくるクレーム（1）

現場の声　失敗例　そこまでしなくていいだろう

　数年前から喫煙室をひとつずつ撤去して、今年の冬から建物内全面禁煙にしたところ寒空での喫煙者が多数みられ、トップから、「そこまでしなくていいだろう」と言われて、喫煙場所をもう一度屋内に入れることになってしまいました。

コメント

　ある程度受動喫煙対策が進んだ職場で、日常では受動喫煙を受けることがない状態になると、必ずといっていいほど出てくる言葉が「そこまでしなくていいだろう」です。受動喫煙がひどかった時期のことは記憶に薄れ、受動喫煙の有害性についての認識も薄れ、目の前の寒そうな（暑そうな）喫煙者の姿から、「屋内に入れてやれ」となる企業があります。よい環境で喫煙できるようになった喫煙者は禁煙へのモチベーションが薄らぎます。いったん喫煙場所を減らしたら、復活させないことが重要ですが、それ以外にも、受動喫煙防止と禁煙方法の知識啓発を常に続けることも重要です。

現場の声　成功例　そこまでしなくていいだろうと言われても

　事業主のほうで、喫煙場所を減らす方針をたて、とうとう塀のそばに喫煙場所が一か所になりました。ところが離席の時間が長くなるということで、「そこまでしなくていいだろう、喫煙場所を出入り口の横に戻したら」と言われ、遠く離れていた灰皿が出入り口に戻ってきました。それを見た産業医が「離席の問題は、禁煙対策をさらに推進することが解決の道である」と人事課に強く申し入れ、灰皿はもういちど塀のそばに戻されました。灰皿が戻ってきたときは出入り口の周辺には吸いがらが散乱していましたので、遠くに行ってほっとしています。塀のそばに灰皿が行ってからは、禁煙しようという相談も増えてきました。

●受動喫煙対策がおちつくと出てくるクレーム（2）

現場の声　失敗例　これ以上は推進不要と言われてしまう

　喫煙室ができて、非喫煙者にとって受動喫煙の直接の被害が少なくなってきています。すると、わざわざ「禁煙」といって、事を荒立てなくてもいいじゃないかという雰囲気が出てきてしまいました。3年かけて喫煙室を減らしていく計画だったのですが、7か所のまま、これ以上減りそうにありません。

コメント

　空間分煙から屋内全面禁煙へ、敷地内全面禁煙へと移行しようとするときに、こうした意見がよく聞かれます。この説明は2つの方向から行います。まずは「受動喫煙防止の必要性」。とくに受動喫煙は予想外に広範囲に生じるとともに、喫煙後に戻ってくる人からも生じるものであること。ついで「自分がよければよいというわけではない」という話です。

　しかしそれでも、「もう今のままで十分」という意見が強く、打開できないと思ったら…。別の方向の展開をしてください。例えば禁煙方法や禁煙メリットを強く打ち出したポスターを貼る、禁煙キャンペーンを展開するなどです。前述したように、たばこ対策は「環境整備」「教育・啓発」「禁煙支援」が三本柱。この3本のうち、環境整備が進まないとなれば、他の2つをどんどんと推し進めることです。そうすることで、時期が来れば、ぱっと展望が開けることになります。また全社一斉にというのは難しくても、できる部署からやるというのもひとつの方法です。いずれはその様子を見て他の部署にも広がっていきます。

禁煙支援関連

●禁煙チャレンジへの補助

現場の声 失敗例 不公平？

たばこの対策の一つとして、禁煙治療を受ける人への補助を規定化しようとしたところ、「なんで喫煙者だけがお金をもらえるのか、不平等ではないか」という声があがり、とん挫してしまいました。健康保険組合の事業の公平性ということを考えると、補助するのがいいのか悩んでいます。

コメント

禁煙チャレンジする喫煙者に、禁煙治療に要した費用の一部を補助することは、多くの会社で実施されています。その論拠ですが（1）喫煙者はニコチン依存という治療すべき疾患に罹患しているのであり、補助を出して治療を受けやすくすることはよいことである、（2）喫煙者が禁煙することは受動喫煙の防止や就業中の離席を減らすことにつながり、非喫煙者にもメリットのあることである、の2点があげられます。

現場の声 成功例 点数化

健康保険組合からの福利厚生を点数化して選択できるようにし、その中に禁煙治療への補助も入れました。被保険者は禁煙治療への補助を選ぶこともできるし、保養所やおくすりセットを選ぶこともできるというわけです。おかげで非喫煙者にとって不公平といった声はありません。

現場の声 成功例 吸わない人へのご褒美

禁煙キャンペーンをやっていますが、「吸わない人にも、いくらか手当てを出してよ」と言われますので、福利厚生のカフェテリアのポイントでカバーするようにして好評です。

●禁煙報奨金

現場の声 失敗例 再喫煙が続出

数年前のことですが、禁煙キャンペーンの参加者を増やす方策として、キャンペーンに応募して3か月間禁煙した人には5,000円の「禁煙報奨金」を出すことにしました。ところがこれがうまくいきませんでした。「そうまでしてお金がほしいのか」と喫煙者同士で参加をけん制しあうような雰囲気になってしまったのです。それでもどうにか参加者を集め、禁煙キャンペーンを実施したのですが、3か月の禁煙期間が終わって報奨金をもらうなり喫煙を再開する人が続出して、結局、禁煙報奨金は1回限りで廃止になりました。

コメント

禁煙した人に報奨金を出すことは、以前には多く行われましたが、今では下火になっています。そのひとつの理由が、再喫煙です。禁煙したあとに喫煙を再開してしまっていたのに、会社に言わずに報奨金を受け取っていたとトラブルになったケースもあります。もうひとつの理由は、非喫煙者との待遇の不公平です。

禁煙しての最大のご褒美は自分の健康や幸せ度アップであり、会社からお金でもらうものではないのかもしれません。

たばこ対策事業レポート ❶

データ解析から見えた課題を
コミュニケーション力で解決へ

喫煙と疾病の関連が医療費分析から明らかになり、喫煙対策が重要な健康課題の一つとなった明治安田生命健康保険組合では、事業主や労働組合と相互に協力・連携をして、喫煙率を縮減する目標を掲げ、さまざまな事業を推進してきました。試行錯誤しながら、実績を積み上げてきた様子をご紹介します。

明治安田生命健康保険組合

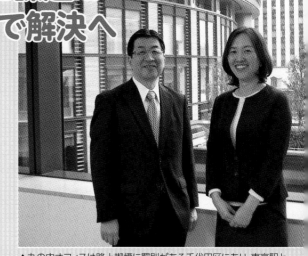

▲丸の内オフィスは路上喫煙に罰則がある千代田区にあり、東京駅と皇居に挟まれた瀟洒な地区です

● 医療費を喫煙課題から分析

明治安田生命健康保険組合にとって、加入者の喫煙率の高さは悩ましい課題の一つです。

全国平均19.3%（2013年度）と比べて29.3%（2014年度）と高く、また女性の喫煙率は28.5%と全国平均の9.7%を大きく上回っています。健康保険組合では、喫煙による健康への影響と保険給付の影響を調べるために「非喫煙者」「喫煙者」「禁煙者」に分けて、医療費分析を行いました。結果、非喫煙者の給付費が最も低く、続いて喫煙者、禁煙者の順に上昇することが明らかになりました。

「ここでいう禁煙者とは、健康を害するなどして禁煙を始めた人のことです。内訳をみると、禁煙者は入院給付費が高額になっています。これは喫煙していた人が病気になって入院した、ということ。ところが、喫煙者の外来給付費だけを見ると低いのです。つまり、喫煙している間は多少のことがあっても外来に行かない、けれど倒れると大変なことになってしまう。それでたばこをやめます、となっても予後の管理があ

健康保険組合のたばこ対策

対 加 入 者

● 「健康チャレンジ！ キャンペーン」に「禁煙コース」を設置

内容：禁煙コース

4か月禁煙にチャレンジして、合計で100日以上禁煙成功した全員に、賞品を進呈（30日以上禁煙成功した場合でも努力賞を進呈）。また、禁煙成功者で希望する人は、社内のイントラネット等で表彰

● 禁煙外来奨励金の実施

禁煙外来で禁煙に成功した人に奨励金として5,000円を支給

● 特定保健指導の初回面接時に、保健指導とともに禁煙外来奨励金案内を実施

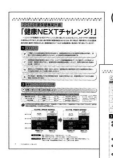
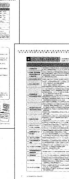

（資料1）

りますから、禁煙者の医療費が高額になるのだろう、と考えています」と、健康保険組合常務理事の木村隆さん。

さらに喫煙の健康被害として、医療費がかかった疾病別に非喫煙者と喫煙者、禁煙者での比較を行ったところ、「口腔、喉頭、気管・気管支・肺、咽頭、食道、胃、肝臓、すい臓などのがん」をはじめ、「動脈硬化や大動脈瘤、脳卒中、虚血性心疾患といった循環器疾患」、「糖尿病」などで明確な差が示されました。

また、加入者の8割が女性という同健康保険組合では、男女別でも詳しく医療費分析を行い、女性の喫煙者は「くも膜下出血」と「気管支炎」、それに「乳がん」「うつ病」などの疾病との関連を見ることができました。

全社共通の「喫煙課題」に

こうした医療費分析の結果を受けて、事業主と労働組合、健康保険組合、産業医の4者からなる健康管理事業推進委員会では喫煙を大きな課題として捉えています。社員の中・長期的な健康対策を検討する委員会は、年3〜4回開催されています。

「健康保険組合の財政状況は非常に厳しいです。効果的な事業を低コストで取り組んでいかなければいけない。そのためには事業主や労働組合と相互に連携し、協力していくことは非常に大事なことです」ということを委員会で丁寧に説明し、理解を得ています。また、委員会では「治療より予防」という考えで一致しています。

さらに健康保険組合では「平成27年度スタートデータヘルス計画の一環として健康NEXTチャレンジ! 2016」と題した3か年計画(資料1)を2014年にスタートさせ、基本方針や目標値、主な実施計画を全社員に向けて打ち出しました。この計画では高リスク者の割合を削減することを目標とし、そのプロセス目標の1つに喫煙率の縮減があげられています。この中には、喫煙者を毎年1%ずつ減らして、3年後には3%減を目指そうとしています。

(資料2)

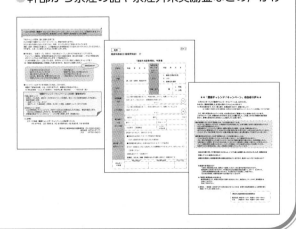

対 事業主、労働組合
● 医療費に対する喫煙のコストや禁煙による費用対効果、健保運営の現状などを丁寧に説明し、相互に協力・連携して事業を推進

情報提供
● 禁煙週間に合わせてポスターの掲示、禁煙外来奨励金付チラシを設置
● 機関誌に喫煙関連の記事を掲載
● 禁煙成功者の声を紹介
● 加入者のAD端末(パソコン、VOD)に情報提供

事業主の喫煙対策
● 職場は完全分煙。喫煙ルームの面積減少

労働組合の喫煙対策
● 機関誌に喫煙関連の記事を掲載
● 幹部から禁煙の話や禁煙外来奨励金などの声かけ

たばこ対策事業レポート❶ データ解析から見えた課題をコミュニケーション力で解決へ

しつこいくらいの啓発を

「ポスターを貼るために喫煙ルームにいると全身がたばこ臭くなり、頭がくらくらしてきます。また喫煙者の冷たい視線を感じて、精神的にきびしい作業でしたね」とは、健康保険組合で保健事業を担当する健康開発室の大谷由希美さん。たばこ課題の担当者でもあります。

都内4か所に分散する本社オフィスの喫煙ルームにポスターを貼り、禁煙外来奨励金チラシを設置する、という事業を行っていますが、非喫煙者にとってはかなり辛い作業です。また、全国各所にある明治安田生命の事業所喫煙ルームにポスターやチラシを設置してもらうには、支社長の協力が欠かせず、この機会がたばこ対策を知ってもらう機会にもなっています。

「ポスターを貼った翌日に、禁煙外来奨励金の問い合わせがあると、手ごたえを感じます。こうした啓発はしつこいくらいやらないといけませんね」と大谷さん。

また、健康保険組合の機関誌で「たばこ特集」(P85資料2)として情報提供を行いましたが、女性の喫煙率が高いことから、「アンチエイジングの特効薬は禁煙」「女性はたばこに依存しやすい？」など、女性を意識した内容のものや、近年話題になっているPM2.5とたばこの関連など様々な切り口で読者の興味を引く工夫をしています。さらに労働組合の機関誌に掲載したときは、「ホスピタリティ向上のために」と題し、サードハンドスモーク(P13参照)について紹介しました。

また、社内のイントラネットで加入者に情報発信する際にも、「喫煙者必見」「健保組合から大切なお知らせです」など、サイトのタイトルやメール件名にもひと工夫で、閲覧率が上がります。

喫煙課題は息の長い永遠のテーマ

「女性の喫煙率が高いのですが、特に若い女性の喫煙者が目立ちます。入社以前から喫煙習慣を持っていたのでしょう。喫煙の害をきちんと知る機会

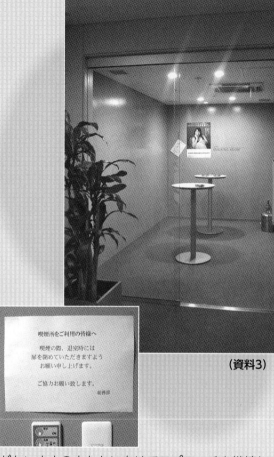
(資料3)

がないままの人たちに向けてアプローチを継続していくことが大切だと考えています。喫煙で痩せられる、喫煙がファッションという世代にくり返し伝えていきます」と木村さん。また、出産適齢期の女性の喫煙率が5割近いことに課題意識を持っているので、ライフステージに合わせた情報提供も必要ですね、と話してくれました。

こうした啓発活動により禁煙の機運も高まっています。2014年度「健康チャレンジ！キャンペーン」では「禁煙コース」の参加者数を人事評価に加えることにしたところ、参加者は急増。「これは、コラボヘルスの成果ともいえます」と木村さん。大谷さんは、禁煙に成功した人の声を集めて、チラシやホームページ、メール等で適宜情報提供し、参加者の励みにしてもらっています。「啓発はやめちゃいけないんです。自転車といっしょでこぎ続ける。息の長い永遠のテーマなのです」(木村さん)

経営陣の喫煙にも変化が

健康保険組合の呼びかけは、経営陣にも影響を与えています。経営陣にも喫煙者が少なくないですが、健康保険組合の前理事長は禁煙に努めて成功したそうです。「禁煙の啓発やキャンペーンなどから『自分もなんとかしたい』と、行動変容に移ってくれました」(木村さん)

また、丸の内のオフィスでは以前はワンフロアに2つあった喫煙室が、2年前から1つになりました(資料3)。撤去時は「やむなし」という感じで、喫煙者から表立ったクレームや抗議などはなかったそうです。

喫煙率の縮減を目標に掲げることで、職場で「吸いにくい雰囲気」が醸し出されているのでしょう。

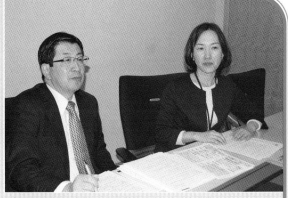

▲常務理事・木村隆さんと健康開発室・大谷由希美さん

今後は健康保険組合ならではの取り組みも

2013年度秋から特定保健指導を活用して、初回面接のときに喫煙者にはチラシ(資料4)を配布しています。このチラシの裏面は「禁煙外来奨励金」の申請書としており、禁煙したいと考える人が手軽に申請できるよう工夫されています。また、健康診断の受付時に、喫煙者に禁煙外来奨励金の情報や禁煙勧奨を実施できないか、とも考えているそうです。

さらに健康診断時の問診票から、喫煙本数の多い人を抽出してアプローチしたり、精密検査担当の保健師と協働して精密検査該当者の喫煙者に働きかけたりと今後もいろいろな取り組みが企画されています。

2016年度末の目標達成に向け、データを活用し、より一層のたばこ対策の推進が効率的効果的な保健事業として取り組まれていくことが期待されます。

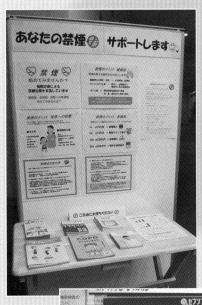

▲社内診療所に禁煙外来を設置。喫煙の害を伝える情報コーナーも設置されています

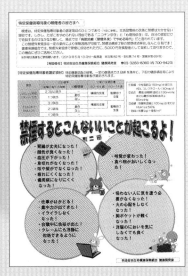

(資料4)

たばこ対策事業レポート❷

マーケティング手法で社員の健康問題を考え必要な対策を実践する

喫煙問題を「見える化」することで、社員の喫煙率を下げ、喫煙室を縮減してきた花王株式会社。その取り組みは十数年にわたる長い期間を経て、新たなステージに向かおうとしています。喫煙問題は個人の嗜好問題ではなく職場の安全配慮義務とする視点を持ち、事業所と健康保険組合が連携・協働する重要性を伝えてくれる事例をご紹介します。

花王株式会社

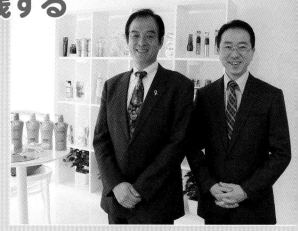

▲お話を伺った豊澤さん(左)と瀬良さん。「健康ビジネスを手掛ける会社です。社員の健康が会社を健康に成り立たせます」

社員の健康状態を「見える化」

花王が社員の健康問題に取り組むようになったのは十数年前のことです。企業として重要なことを産業保健や人材育成の視点から見据え、「社員が元気でなかったら、会社も成り立たない」と意識し始めました。また、健康ビジネスも手掛けるため、その社員が不健康ではいけない、と社員の健康状態を把握することからスタートしました。

最初に取り組んだのが健康の「見える化」です。「健康の話というと、表面的な話になってしまう。健康がいいよね、と言うと、そうだそうだと。反対する人は誰もいません。でも個別議論になって、あなたの健康は、と踏み込むと『うるさいなぁ』ということに。総論賛成、各論反対となりがちです。まして組織として取り組むとなると、コスト意識が強いですからね。なぜ社員の健康に取り組むのか明確にしなければなりません。そのために『見える化』をしました」とは、花王人材開発部門健康開発推進部部長の豊澤敏明さん。豊澤さんは花王健康保険組合の常務理事も兼務されています。

「見える化」として、健診の項目や結果の診断基準の標準化を行い、問診も社内で統一したものを作ることから始めました。こうしてデータベースができ、社員の健康状況が把握できます。

「特定健診・特定保健指導が平成20年度に導入

事業所の喫煙対策

- 「健康宣言」の発表
- 花王健康2015(中期計画)の策定・運用
- 分煙化のコストを集計・発表
- 各事業所で推進プランを策定・実施。PDCAのチェックとして1年間の取り組みを発表してもらい、ベスト3を発表
- 全国の保健スタッフが集まる会議(保健師・人事健康担当者・健保組合等が参加)を年2〜3回実施
- 喫煙室の縮減
- 就業時間中禁煙の一部実施

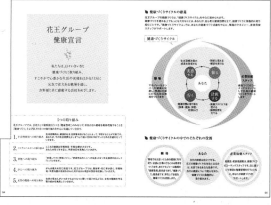

全社員に配られた小冊子。わかりやすく解説されています。**(資料1)**

され、『喫煙の有無』という項目が加わり、健康保険組合が40歳以上の喫煙率を取り始めましたが、花王の場合はその当時から40歳以上に限らず、社員全員の喫煙率を把握していました。企業が社員の健康に取り組むためには、数字で語らなければ意味がないんです」(豊澤さん)

また、社員の健康問題に取り組むにあたり、花王は企業規模に比べると保健師が多い、という利点がありました。各事業所にいる保健師三十数名が、本当に一体的に組織力を発揮しているか、益を生んでいるのか。そこを評価するためにも、保健師の仕事を明確化・標準化していくことが必要だと考え、ここも「見える化」を進めました。

●「健康宣言」の効果

社員の健康状態を把握したのち、次に打ち出したのは社員に向けてのメッセージ「健康宣言」(資料1)です。2008年に社長の言葉として出された健康宣言では、5つの取り組みが示されました。その中に喫煙対策が入っています。「最初は生活習慣病とメンタルヘルス、がん、女性の健康の4本で、喫煙は肺がん対策の中に入るのでよいと思っていましたが、喫煙はがんだけではなく健康リスクの大きな要因です。そこで、わかりやすいように喫煙対策を取り出して5本目に加えました」と豊澤さん。健康宣言は小冊子になり、全社員に配られました。

「健康宣言は看護職にとって強力な援護射撃になりました。今まで保健師が保健指導でアプローチしてもピンと来なかった人たちにも、『花王という会社は社長の言葉にもあるように、社員の健康に積極的に支援すると明言しているのだから』と言えますから」(豊澤さん)

喫煙対策が5本柱に入った影響は大きかったことから、さらに社長の口から「禁煙の会社に」と宣言することで、喫煙対策の強化を求める声もあるそうですが、「会社として、個人の禁煙について支援はしますが、圧力はかけません。自分の意志や考えでたばこをやめることが重要だと考えています。それぞれの事業所にお願いしたことは、喫煙対策についてまず話し合ってほしい、そして何ができるのか。そのためにここも『見える化』だと思ったのです」と豊澤さん。

●喫煙室のコストを数字で示す

喫煙自体は個人の健康問題としても、会社側が喫煙できる環境を用意しておくということは、当然そこに関するセカンド&サードハンドスモークなど受動喫煙の問題を無視することはできません。それは社員に対する安全配慮義務または健康配慮義務に違反するのではないか、そういう目で施設管理者に社員たちの喫煙問題を見てほしい、と考えています。

そして実施したのが、喫煙室の「見える化」です。中でも事業所ごとの喫煙室の広さとコスト、そこを正確に把握して公表することにしました。喫煙室を運営するコストは、賃貸ビルの場合、喫煙室を1つ作るとそこの賃貸料が発生してきます。自社の工場でも、サーキュレーションするための設備費に加え、清掃を業者に任せている場合のコストなどがかかります。

健康保険組合の喫煙対策

- 世界禁煙デーに合わせて「花王流禁煙マラソン」(42日間の紙上マラソン)を実施
- 世界禁煙デーに合わせてポスターの作成・掲示(P90～91 資料2)
- 禁煙に成功した人への禁煙外来自己負担金返金制度
- 機関誌での情報提供

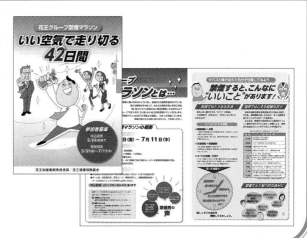

たばこ対策事業レポート❷ マーケティング手法で社員の健康問題を考え必要な対策を実践する

「最初、喫煙室は多かったですね。全部合わせるとサッカーグラウンド半分くらいありました。それが徐々に減ってきて、テニスコート6～7面くらいになりましたが、減ってもまだそれだけあることを、施設管理者に認識してもらわないと困る、と考えています。コストも当初は約6千万円だったのですが、3千万円くらいに半減してきました。これは喫煙時間にかかる労働費などの間接コストではなく、直接かかっているコストなので減らしていくことへは、誰も文句は言いません。そういう数値をきちんと見せました」（豊澤さん）

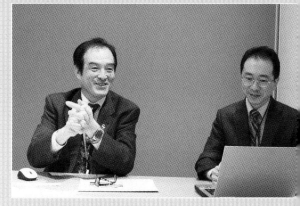

当初、職場で喫煙対策を進めると暴動が起きますよ、と現場の担当者に反対されたそうですが、時代の流れも追い風になったのか、どの事業所もすんなり受け入れて対策が進んだそうです。

同時に健康保険組合としてはたばこをやめた方への支援を充実させました。禁煙外来を勧めており、利用してやめた場合には個人負担金3万円を限度に支援する、という事業を行っています。6か月間の禁煙とそれを見届けた証明者・所属の看護職の証明を付けて申請するものですが、これまでに100名以上が成功しているそうです。

豊澤さんは「私たちの仕事は、どういう喫煙対策を、どこに向けて行うのかを明確にし、そしてこの2つを効果的に実践していくこと」と話してくれました。これは花王の業種であるマーケティングを喫煙対策に活用したもの。ニーズのあるところに必要な支援・サービスを届けていく、そうして喫煙対策は進んでいきました。

🌿 企業の一セクションとしての健康保険組合

事業所と健康保険組合が一体的に活動しているのも花王の特徴です。豊澤さんは「花王は、健康保険組合も会社も境がありません。逆に健康保険組合と会社に距離があるというのが意外な感覚ですね」と言います。「社員の目からしてみれば『禁煙は体に良いですよ』というのは、会社からでも健康保険組合からでもいっしょです。同じ事業を会社と健康保険組合と別々にやるのは、無駄ですし、もったいない。例えば、健康保険組合だけの事業では喫煙室は減らせませんし、ラインも使いづらいのでないかと思います」。花王では特定保健指導を社内で実施しており、ラインからの働きかけの重要さは、特定保健指導の改善効果からも実感しているそうです。

🌿 自発的に取り組んでもらうために

各事業所の喫煙対策は、1年間の取り組みをその健康業務の担当者、看護職が話し合い、計画・実施・評価をしています。事業所間の取り組みを比較する試みを2010年から始めました。健康開発推進部の瀬良徹さんは、「ある事業所で責任者が一念発起し、

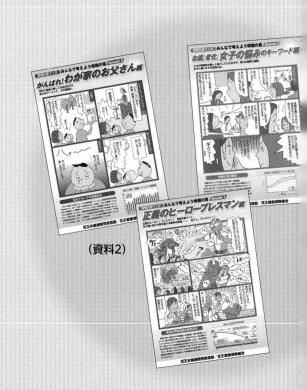

（資料2）

48あった喫煙室を一気に14に減らした、という事例がありました。その成果が発表されると、ほかの事業所の責任者も『あの事業所がやったのならうちも』と波及効果があり、禁煙を支援する看護職や健康推進担当もやりやすくなりました。こうして数字として成果がでますと、自発的に翌年、翌々年で花開くんです。ただ、医療費の削減や健康問題としての効果については、時間軸としては長いスパンで考えていかないといけませんね」

他にも、全国の保健スタッフを集めた会議を年2～3回行い、情報共有や円滑なコミュニケーションをはかっています。

対象の特性にあわせたアプローチ

こうした取り組みによる「見える化」で、事業所ごとや職種別、年齢別や性別などで詳しく見ていくと、より支援が必要なターゲットを把握することができました。

例えば、外部での販売担当が主となる美容部員はオフィスに来ることはほとんどないため、保健師の支援が届きません。そこで同じ悩みを抱える同業の健康保険組合に声をかけ、共同で情報提供の小冊子(資料3)を配布することにしました。若い女性をターゲットに、喫煙対策だけでなく、女性の健康まで広げた手に取りやすいものを考案しました。

他にも、なかなかやめられず、しぶとく吸い続ける層へのアプローチは、今後の課題です。

さらに、新入社員教育の場でも喫煙問題に触れています。豊澤さんは「男性新入社員には『太るな』(肥満予防)『吸うな』(喫煙しない)『話せ』(メンタルヘルス)の3つを実践するようにと。高橋先生に教わったのですが、22歳を過ぎてから初めて喫煙する人はほとんどいないそうです。だから今吸っていない人には今後も吸わないようにと伝えています」

喫煙対策の最終形は？

現在、花王では社員の喫煙率は減少傾向にあり、喫煙室も縮減しています。それでも瀬良さんは「喫煙対策は前進していますが、環境整備の面ではこれからだと感じています。本社の場合、ようやく建物内禁煙となりましたが、他社さんでは敷地内全面禁煙のところもあり、どのように進めていくかが課題です」と言います。

花王では、喫煙問題の最終ゴールをどういう形にするのか、それは喫煙率で出すのか、就業時間中禁煙という体制がいいのかなど、この部分の検討も重ねています。喫煙対策の最終ゴールは、それぞれの職場にとって異なるものでしょう。日々の対策のその先をどうしていくのか、新たな課題への取り組みが始まっています。

(資料3)

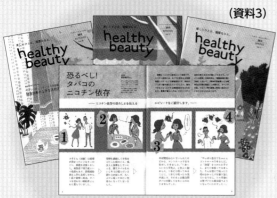

▲若い女性の喫煙者のために、資生堂とカネボウ、花王の3つの健康保険組合が共同で制作したパンフレット。女性の健康まで幅を広げ、情報提供を行いました

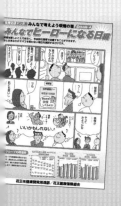
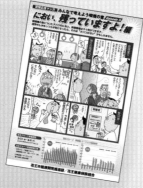

▲現場のたばこ対策担当者がアイデアを出し合って作成したポスター。「まんがによるアプローチは、ついつい読んでしまうと好評です」(瀬良さん)

たばこ対策事業レポート ❸

事業者と健康保険組合が役割を分担して戦略的・効果的な対策を推進

2014年、本格的なたばこ対策を開始したMSD株式会社。たばこ対策を個人的な健康問題のみならず、ヘルスケア企業の使命としてとらえ、積極的な啓発活動に取り組んでいます。社員の目にとまるさまざまな対策が功を奏し、わずか2年足らずの間に喫煙率を5.6％下げました。その成功の秘訣について、たばこ対策担当者に伺いました。

MSD株式会社
MSD健康保険組合

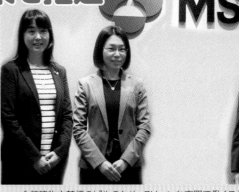
▲全館建物内禁煙のビルのため、クリーンな空間で働くことのできる清潔なオフィスです

医療機関の顧客からのクレームを契機に

医薬品の開発・製造・販売企業であるMSDは、世界140か国以上で事業を展開しているグローバルヘルスケア企業米国メルク社の日本法人です。ヘルスケア企業である同社では、建物内禁煙が実施され、社内広報誌などでも喫煙の健康被害を啓発してきました。しかし、喫煙習慣が継続している社員もいて、実際には、たばこ対策がなかなか進まない状況だったといいます。そうしたなか、顧客からのクレームを「チャンス」ととらえ、一気にたばこ対策を取り巻く状況が一変しました。

「従来から、弊社の取引き先の医療機関から、たばこを吸うMR（営業員）が来るのは困ると言われるケースは少なからずありました。ただ、社員個人の嗜好に徹底的に踏み込む対策を行うことに関しては、会社側にも迷いがあったことは事実です。しかし2013年、顧客である複数のドクターから社員の喫煙についてのクレームを受けたことを契機に、ヘルスケア企業としての社会的使命をあらゆる側面で果たしていくべきだということが会社全体の共通認識となり、その一環としてたばこ対策を徹底して行うことが決定されました」と、MSD健康保険組合の永野行洋さんはいいます。

事業者の主なたばこ対策

- 社長や人事部門統括からのメッセージ
- 営業車両内喫煙禁止
  顧客へのマナー・エチケットの向上
  最も優れたヘルスケア企業を目指すMSDの評判の向上
  車両事故の防止
- 就業時間内喫煙禁止
  人々の健康に貢献するヘルスケア企業の使命として顧客に対して最大限の配慮
  MSDの最大の財産である社員の健康を増進し、職場環境を改善
- 禁煙意識調査／イントラの禁煙キャンペーンサイト
- 職場ごとの取り組みの紹介
- 卒煙者の体験談（ビデオメッセージ）
- 健康管理センターの相談・フォロー

健康保険組合の主なたばこ対策

- 禁煙奨励プログラム
- 禁煙キャンペーン
- 禁煙チャレンジャー応援メール
- 特定保健指導対象者への案内
- 配偶者健診受診者への案内
- 広報誌による啓発記事（全号掲載）
- 禁煙のコスト節約シミュレーション
- PM2.5測定
- 禁煙サポート教育・啓発ビデオ
- 禁煙ポスター提示

最近では社会的にも喫煙に対する意識が変化し、とりわけ同社のようなヘルスケア企業はたばこ対策に取り組むのが当然といった気運が高まってきました。以前からたばこ対策の徹底化を模索していた同社の人事部門と健康保険組合は、そうした社会的変化を重視し、2014年1月から、本格的なたばこ対策の活動を開始しました。

『北風と太陽』の連携プレーで戦略的・効果的な対策を

MSDのたばこ対策の大きな特徴は、たばこ対策専門の「プロジェクトチーム」を結成したことです。プロジェクトチームは、会社（人事部門・営業本部・広報部門）と健康保険組合のメンバーで構成され、たばこ対策の企画・立案、運営管理を担当することになりました。実際の対策は、会社と健康保険組合がそれぞれ役割を分担し、実施しています。

「会社と健保の役割について、私たちはイソップ寓話の『北風と太陽』になぞらえて考えています。会社は社員に対して、たばこ対策にかかわる強制力があるため"北風対策"を、健康保険組合は禁煙にチャレンジする社員を支援する"太陽対策"を担当することになりました」（永野さん）

たばこ対策はヘルスケア企業としての使命

"北風対策"として、同社が最初に取り組んだのが「営業車両内喫煙禁止」と「就業時間内喫煙禁止」の対策です。

「就業規則を改定し、休憩時間を除いてすべての就業時間を喫煙禁止としました。出張中や休日出勤のときも同様です。2つの対策を発表したとき、私のもとには社員からの強い反発の声は聞こえてきませんでしたが、おそらく"なんでそこまで"と、とまどいの感情をもつ人は少なくなかったと思います。

そこで、たばこ対策はヘルスケア企業である弊社の使命であり、社員の健康増進を目指すためにも必要不可欠であることをきちんとていねいに説明することから始めました」と、同社・人事部門の萩原麻文美さん。

社長をはじめ、人事部門統括や営業本部長なども非常に協力的で、「営業車両内の禁煙や就業中の禁煙がなぜ必要なのか」「顧客のことを考えれば、禁煙は社員全員が率先して行うべき」「会社の規則を守りましょう」といったメッセージを社員に向けて繰り返し発信し、会社がたばこ対策に本気で取り組んでいる姿勢を示したといいます。

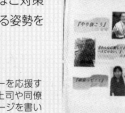

禁煙チャレンジャーを応援するために、職場の上司や同僚からの応援メッセージを書いた幟（のぼり）を制作

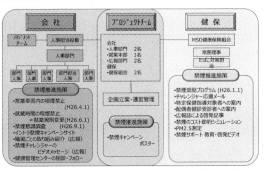

■会社と健康保険組合によるたばこ対策のコラボ体制

■2014～2015年に実施したたばこ対策

たばこ対策事業レポート ❸ 事業者と健康保険組合が役割を分担して戦略的・効果的な対策を推進

さまざまな対策で禁煙チャレンジャーをフォロー

　一方、喫煙習慣のある社員をただ締めつけるのではなく、健康保険組合では"太陽対策"として禁煙にチャレンジする社員や家族にさまざまな支援を行っています。「禁煙奨励プログラム」では、以下のような内容で禁煙支援対策を進めています。

ステップ1　健康保険組合に加入している被保険者および被扶養者(家族)を対象に、禁煙外来の受診か、市販の禁煙補助薬の購入かを決めてもらう。

ステップ2　本人の禁煙継続を見守ってくれる「禁煙サポーター」(家族や同僚、上司など)を決める。

ステップ3　禁煙開始日を決め、「禁煙宣言書」を健康保険組合に提出。

ステップ4　禁煙開始。健康保険組合から「応援メール」が届く。

ステップ5　6か月後に禁煙が継続している人には15,000円を上限として治療費や薬品代の一部を補助する。

　この禁煙奨励プログラムは、社内のイントラネットや健康保険組合の広報誌、ポスターなどで周知活動を続けています。
　応援メールを担当している健康保険組合の鈴木利佳さんは、「禁煙開始後2週間目と、1・2・3・5・6か月目に送信できるようシステム化しています。内容は、禁煙継続をサポートするような心あたたまる文面を心がけていて、メールでは"禁煙するメリット""吸いたくなったときの対処法""禁煙後の体重管理"など禁煙に関する情報も提供しています。近況報告のメールを返信してくれる人や、"励みになる"といった意見を寄せてくれる人もいてやりがいがあります」といいます。
　同社では、本格的な禁煙支援対策を開始した後、喫煙率は約5.6％低下し、約200人が禁煙に成功しています。
　「200人のうち、禁煙奨励プログラムに参加した人は約2割で、残りの人たちは、就業規則の改定をきっかけに禁煙に踏み切り、自力で喫煙をやめることができたようです」と永野さん。
　とはいえ、禁煙奨励プログラムへの参加者は2014年7月以降に激減し、いまだ20％弱の社員が喫煙を続けています。そこで、健康保険組合が次の一手として打ち出したのが「禁煙キャンペーン」という対策です。これは、キャンペーンに応募した人に禁煙ガムを提供し、キャンペーン期間(1か月間)の半分以上の日数を目標に禁煙にチャレンジしてもらうというもの。「これまで、たばこ対策に携わってきた経験から"禁煙に挑戦してみたいがきっかけがない"という喫煙者が多いことが明らかになりました。そこで、禁煙キャンペーンでは、いきなり禁煙をすすめるのではなく、まずは"節煙"を呼びかけ、禁煙のきっかけづくりを提供することにしたのです。そして、節煙に成功したら、次は禁煙奨励プログラムへ導くといった2段構えを視野に入れています」(永野さん)

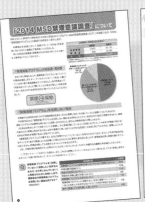 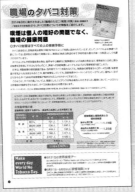 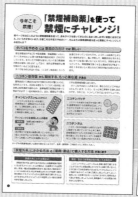 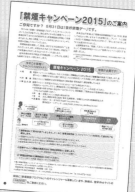

健康保険組合が年に4回発行している広報誌。毎号、たばこに関する記事を掲載している

第1回目のキャンペーン(2015年5月31日〜6月30日)では、約半数の方が節煙に成功しました。禁煙に取り組む人のなかには禁煙ガムが体に合わない人もいるため、次回第3回目からの禁煙キャンペーンでは禁煙パッチの提供を予定しています。

対策の継続とさらなる一手が課題

同社の場合、たばこ対策を進めるに当たり、会社が決めた就業規則を守るのは当然という考えの社員が多勢だったのは幸いだったようです。さらに、手を替え品を替えた面倒見のよいたばこ対策が実を結び、社員全体の76％が「禁煙はヘルスケア企業として当然であり、推進すべき」「就業中にたばこを吸わないことはヘルスケア企業として当然」と理解を示しているといいます。

これまでのたばこ対策を振り返り、プロジェクトチームの担当者に今後の展望や課題について伺いました。

「禁煙は、たとえ失敗しても何度でもチャレンジできるものです。たばこ対策は1回やって終わりではなく、形骸化させないことが重要です。そのためには、会社・健康保険組合・プロジェクトチームの三者が協働で社員の目に触れるような対策を継続していくことが必要です。また、『たばこ対策研究会』などの健康保険組合の勉強会での交流を通じて、他社や他健康保険組合のたばこ対策の成功・失敗事例をこれまでも収集し、対策の企画・立案に反映させてきました。今後も継続していきたいですね」(永野さん)

「禁煙したいという気持ちはあっても、途中で挫折した人もいます。そうした人たちの悩みや意見を聞き取り、今後どういうアプローチを展開していけばいいのか検討するのが課題です」(鈴木さん)

人事部門の萩原さんは「いったん禁煙に成功しても、気がゆるめばついたばこに手を伸ばしてしまうケースもあります。それに歯止めをかけるには、次の一手となる新たなたばこ対策を考案していくことが重要だと考えます」と語ります。

今後、同社と健康保険組合がどのようなたばこ対策を展開していくのか注目されます。

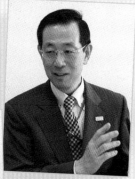
▲健康保険組合・常務理事の永野行洋さん

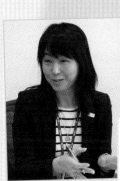
▲健康保険組合・たばこ対策担当の鈴木利佳さん

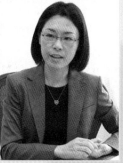
▲人事部門・たばこ対策プロジェクトリーダーの萩原麻文美さん

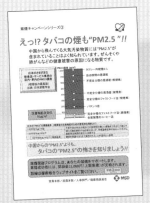
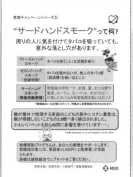
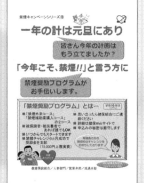
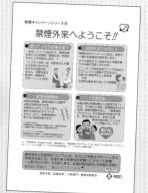

禁煙をムーブメントとして継続していくことを目的に、1年間毎月たばこに関するポスターを作成し、全国の事業所に掲示している。喫煙者だけではなく非喫煙者を含めた全員のたばこに対する正しい知識の普及を目指したものにしている

たばこ対策事業レポート ❹

「健康経営銘柄」受賞を好機に
禁煙の取り組みが大幅前進

日本航空株式会社（JAL）は、さまざまな健康増進施策を活発に進めてきましたが、たばこ対策に関してはとり残されている状態でした。それが、同社の幹部から、健康経営銘柄・なでしこ銘柄に選出された企業として社員の健康のために会社全体で禁煙に取り組むのは当然という理解が得られ、本格的なたばこ対策を開始する好機になりました。

**日本航空株式会社
日本航空健康保険組合**

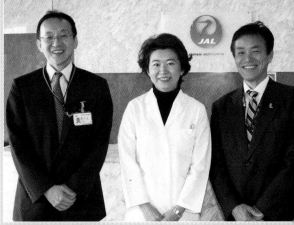

▲羽田空港を見渡せる日本航空第一テクニカルセンターにて

🌱 結果が出た心身の健康づくりと とり残されたたばこ対策

日本航空株式会社（JAL）は、企業理念のひとつに"全社員の物心両面の幸福を追求する"を掲げ、健康推進施策である「JAL Wellness 2016」を推進しています（資料1）。

従来より、会社と健康保険組合が連携をとりながら、生活習慣病・がん・メンタルヘルスを3大柱として社員の心身の健康づくりに取り組んできました。全国の事業所に「ウェルネスリーダー」が配置され、各種健康セミナーの実施や運動の奨励など健康増進施策の活動を企画・展開しています。

このような取り組みによって、JALグループの社員および家族の1人あたりの医療費は、国民1人あたりの医療費（60歳未満）と比較して約2割低く推移してきました。

その一方で、たばこ対策に関しては、具体的な対策が進んでいない状況だったといいます。

「弊社の業務室は禁煙ですが、建物内には複数の喫煙スペースが設けられています。分煙はしている

（資料1）

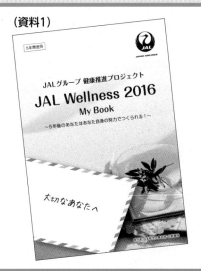
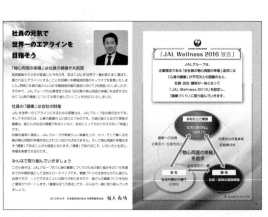

JAL Wellness 2016

ものの、喫煙スペースからたばこの煙が漏れ出てきて、近辺の廊下を歩くとたばこ臭を感じることもあります。職場での喫煙時間の制限はとくにありません。"JAL Wellness 2016"のなかで、たばこ対策だけが進んでいないというのが実情だったわけです。

健康保険組合では、以前から禁煙キャンペーンなど喫煙対策の活動を行ってきました。しかし、参加者は少なく、健康保険組合として社員にどのように喫煙対策の重要性を啓発していったらよいかなど悩んでおり、その頃は孤軍奮闘の状況でした」と、同社健康保険組合の田口創一郎さんは振り返ります。

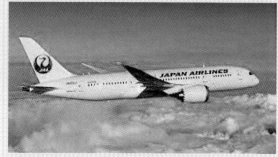
▲社員の元気で世界一愛されるエアラインを目指す

●たばこ対策協議会を立ち上げ「スワン・吸わんの日」を開始

社員の健康管理・運営を担当する同社の健康管理部の真行寺誠さんは、日本禁煙科学会学会のセミナーに出席し、たばこ対策の重要性を痛感したといいます。

「2014年9月、弊社の健康管理部・総務部・労務部・施設企画部のメンバーで『たばこ対策協議会』を立ち上げ、会社と健康保険組合が両輪となってたばこ対策を検討しなければと、社員の喫煙率や喫煙環境などの実態調査からはじめました。また、『たばこ対策研究会』に出席している田口さんから、他社や他健康保険組合が進めている取り組み例の情報も入手し、弊社のたばこ対策がいかに遅れているかを改めて認識しました」

そうしたなか、2015年3月、同社は「健康経営銘柄」と「なでしこ銘柄」をダブル受賞しました。これは、経済産業省と東京証券取引所が、従業員や女性社員の健康管理を経営的な視点で戦略的に取り組んでいる優良な企業を選定するものです。

健康経営・健康戦略を推進する企業として評価されたこともあと押しとなり、たばこ対策協議会が実施したのが「スワン・吸わんの日」という禁煙キャンペーンです。

「毎月22日を『たばこを吸わない日』とし、喫煙によるPM2.5の害などがわかるパネル(資料2)を作って、朝の出社時に"今日は、1日たばこを休んでみませんか？"と禁煙を呼びかけました。喫煙する社員はもちろん、たばこを吸わない社員にもたばこの害をまずは知ってもらうことを意識しました。また、世界禁煙デーのPRや、全国各地での禁煙セミナー(資料3)も実施しました」(田口さん)

(資料2)

■「スワン・吸わん」禁煙キャンペーンで展示されたパネル

(資料3)

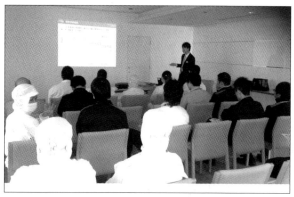

■グループ企業 ジャルロイヤルケータリング(株)(成田工場)での禁煙セミナー

たばこ対策事業レポート❹ 「健康経営銘柄」受賞を好機に禁煙の取り組みが大幅前進

40年来の愛煙家である会長 みずからが禁煙にチャレンジ

同じ頃、真行寺さんは、同社の大西賢会長が、禁煙をはじめる意志のあることを知りました。

「大西会長から、『自分は今年の5月に還暦を迎えるのだが、それを機に禁煙に取り組もうと思っている。どのくらいの期間でたばこをやめられるのか？』ときかれたのです。会長は40年来の愛煙家でしたし、正直いって驚きましたが、これは弊社のたばこ対策を進めるにあたっても大変な好機だと思いました。そこで、社内の産業医である大久保先生に会長の禁煙を支援してくれるように依頼したのです」

大久保景子さんは「禁煙を専門に指導している友人の医師から"医療職と定期的にコンタクトをとりながら禁煙にチャレンジすると禁煙の成功率は格段に上がる"というアドバイスもあり、大西会長と面談やメールのやりとりをしながら禁煙支援を続けました。会長は、禁煙への決意や意志が強い方なので"禁煙をやめたい"とは一度もいわれませんでした」といいます。

健康保険組合は同年の5月、次のような内容で「卒煙チャレンジ」(資料4)というキャンペーンを行いました。こうしたキャンペーンなどを振り返り、大久保さんは「体調不良で医務室を訪れた社員に禁煙をすすめることもありますが"パッチやガムも無料だし、じゃあやってみようか"と軽い気持ちで応じる人もいます。今回、大西会長に接して私が痛感したのは、禁煙するという意志が強い人ほど禁煙は成功しやすいということです。今後は、例えばパイロットの方なら業務遂行のための健康管理として禁煙の必要性を伝え、禁煙へのモチベーションを高める啓発などを考えています。また、禁煙中には医療職からのサポートも必要だと思いました」といいます。

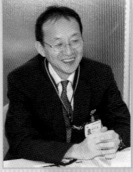
▲健康管理部部長の真行寺誠さん

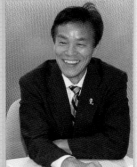
▲健康保険組合常務理事の田口創一郎さん

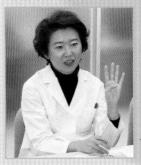
◀健康管理部副主席医師の大久保景子さん

(資料4)

| サポート1 | 日本禁煙科学会が提供するインターネット禁煙マラソンへ無料参加できる。 |
| サポート2 | 禁煙パッチ・禁煙ガムを1か月分、無料で自宅へ送付。その後、禁煙を継続する場合は、2万円を上限に費用の半額を補助する。 |

(資料4)

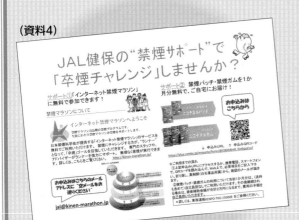
▲卒煙チャレンジのパネル

役員への丁寧な説明の後 本格的なたばこ対策の検討へ

さらに、たばこ対策協議会では、5月31日の世界禁煙デーを記念して、本社ビルにある喫煙ルームを

1日閉鎖する計画を立てました(資料5)。しかし、いきなり敢行すると混乱が生じるおそれがあるため、まずは同社の経営幹部が集まる役員会で提案することになりました。

「役員への説明にあたり、社員の喫煙率や、禁煙スペースにおけるＰＭ2.5の測定結果など、弊社の喫煙の現況についての調査データを収集し、他社や他健康保険組合が実施しているたばこ対策の資料なども用意しました。そして、弊社の場合、禁煙の環境整備や喫煙者への支援体制がいかに遅れているかを説明し、社員の健康のためにたばこ対策が必要不可欠であると訴えたのです。実は、弊社の幹部のなかには喫煙者もいて、事案が通るのかどうか不安でした。ところが、現況を説明し、たばこ対策の重要性を提案したところ、本社ビルの喫煙ルーム閉鎖を皮切りに、地方事業所やグループ企業でも順次たばこ対策を進めていくという方針が確認されたのです」と田口さん。

真行寺さんも「植木義晴社長も『受動喫煙を防止して社員の健康を守ることは当然のこと。しっかりやっていきましょう』と力強いメッセージを発信してくれました」といいます。

7月には、人財本部と健康保険組合は、なでしこ銘柄・健康経営銘柄受賞を記念し、健康対策の重要性を啓発する「なでしこ・健康経営フォーラム」を開催。本社社員をはじめ、全国のウェルネスリーダーなども出席し、高橋裕子先生からのたばこ対策について

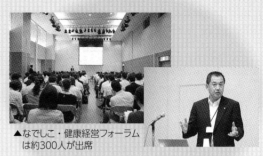

▲なでしこ・健康経営フォーラムは約300人が出席

▲大西会長は健康企業を宣言

の講演を聴講しました。パネラーとして参加した大西会長は、みずからの禁煙成功体験を語り、「潮目は変わった。これからは会社全体でたばこ対策に力を入れていきます」と宣言しました。

現在、同社のたばこ対策協議会では、具体的な喫煙対策の進め方を模索中です。

「会社全体としてたばこ対策に取り組んでいくことが明確になり、JAL Wellness 2016の4本目の柱として、たばこ対策の導入も視野に入れています。近々の目標として、本社ビルの施設内禁煙を検討しています」(真行寺さん)

「本社ビルの喫煙ルームを1日閉鎖したあと、社内でアンケートをとったところ、喫煙者だけでなく非喫煙者からも"喫煙は本人の勝手。吸いたい人は吸い続ければいい""たばこ対策に社費があてられることに不満を感じる"といった意見も寄せられました。受動喫煙の害も知らない人が多く、喫煙という疾病を抱える人にはサポートが必要ということについてもまだまだ理解が得られていません。今後は、非喫煙者に対しても地道な啓発活動を続けていく必要性を感じています」(田口さん)

「たばこ対策が本格的に展開されると、禁煙に取り組む社員が増えていくのは確実です。そのため、そうした社員をサポートする体制づくりが必要ですね。禁煙治療を実施し、禁煙に取り組む人からの相談に対応するためにも、社内に禁煙外来を開設するのが理想的です」(大久保さん)

たばこ対策という船出を果たした同社が、今後、どのような舵取りを展開していくのか期待されます。

(資料5)

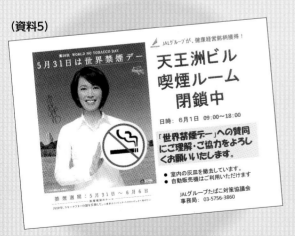

▲本社天王洲ビルの喫煙ルームの閉鎖を告知

資料編

◆ 労働安全衛生法の一部を改正する法律の施行に伴う厚生労働省関係省令の整備に関する省令等の施行について（外国登録製造時等検査機関等、受動喫煙の防止及び特別安全衛生改善計画関係）

（平成27年5月15日付　基発0515第1号　厚生労働省労働基準局長通達）

第1　改正法の趣旨

Ⅰ　労働安全衛生法関係

1　外国登録製造時等検査機関等（第52条の3等関係）

略

2　受動喫煙の防止（第68条の2等関係）

(1) 改正法の要点

イ　受動喫煙防止措置の努力義務（第68条の2関係）

　労働者の健康の保持増進の観点から、事業者は、労働者の受動喫煙（室内又はこれに準ずる環境において、他人のたばこの煙を吸わされることをいう。以下同じ。）を防止するため、当該事業者及び事業場の実情に応じ適切な措置を講ずるよう努めるものとしたこと。

　具体的には、事業者において、当該事業者及び事業場の実情を把握・分析し、その結果等を踏まえ、実施することが可能な労働者の受動喫煙の防止のための措置のうち、最も効果的なものを講ずるよう努めるものとすること。

ロ　国の援助（第71条第1項関係）

　国は、労働者の健康の保持増進に関する措置の適切かつ有効な実施を図るため、受動喫煙の防止のための設備の設置の促進その他の必要な援助に努めるものとしたこと。

　本通達の発出日現在において、国が実施している援助は以下のとおりである。なお、平成28年度以降の各年度の支援事業に関しては、当該年度における支援事業開始時に別途連絡する予定である。

① 受動喫煙防止対策助成金（喫煙室等の設置費用について費用の1／2（最大200万円）を助成）
② 相談支援業務（技術的な相談に対する相談窓口、説明会の開催、講師派遣等）
③ 測定支援業務（デジタル粉じん計等職場環境の実態把握を行うための測定機器貸与、実地における測定の実演等）

(2) 改正法の細部事項

イ　受動喫煙防止措置の努力義務（第68条の2関係）

① 「事業者及び事業場の実情」について

　労働者の受動喫煙を防止するための措置を講ずるに当たって考慮する「事業者及び事業場の実情」としては、例えば、以下のようなものがあること。この場合において、特に配慮すべき労働者がいる場合は、これらの者の受動喫煙を防止するため格別の配慮を行うこと。

- 特に配慮すべき労働者の有無（例：妊娠している者、呼吸器・循環器に疾患をもつ者、未成年者）
- 職場の空気環境の測定結果
- 事業場の施設の状況（例：事業場の施設が賃借であること、消防法等他法令による施設上の制約）
- 労働者及び顧客の受動喫煙防止対策の必要性に対する理解度
- 労働者及び顧客の受動喫煙防止対策に関する意見・要望
- 労働者及び顧客の喫煙状況

② 事業者及び事業場の実情の分析及び労働者の受動喫煙を防止するための措置の決定について

　職場の受動喫煙防止対策については様々な意見があるため、各立場の者から適宜意見等を聴取し、当該聴取結果その他の事業者及び事業場の実情を踏まえつつ、例えば、衛生委員会又は安全衛生委員会（以下「衛生委員会等」という。）において検討し、講ずる措置を決定すること。

　なお、各事業場が効果的に受動喫煙防止対策に取り組むために参考となると考えられる事項を別途通知することとしているので、講ずる措置の決定の際は、事業者及び事業場の実情に応じ、当該通達も適宜参考とすること。

③ 「適切な措置」について

　「適切な措置」とは、当該事業者及び事業場の実情を把握・分析した結果等を踏まえ、実施することが可能な労働者の受動喫煙の防止のための措置のうち、最も効果的なものであるが、当該措置には、施設・設備面（ハード面）の対策だけでなく、例えば以下のようなソフト面の対策も含まれること。

- 受動喫煙防止対策の担当部署の指定
- 受動喫煙防止対策の推進計画の策定
- 受動喫煙防止に関する教育、指導の実施等
- 受動喫煙防止対策に関する周知、掲示等

④ 衛生委員会等の付議事項について
　　改正法の施行に伴い、法第18条第1項第2号の「労働者の健康の保持増進を図るための基本となるべき対策」及び規則第22条第8号の「労働者の健康の保持増進を図るため必要な措置」に職場の受動喫煙防止対策が含まれることとなること。

□ 通達の廃止について
　本通達をもって、平成15年5月9日付け基発第0509001号「職場における喫煙対策のためのガイドラインについて」は廃止する。

以下略

◆ 労働安全衛生法の一部を改正する法律に基づく職場の受動喫煙防止対策の実施について

(平成27年5月15日付 基発0515第1号 厚生労働省労働基準局 安全衛生部長通達)

　労働安全衛生法の一部を改正する法律(平成26年法律第82号。以下「改正法」という。)が平成26年6月25日に公布され、職場の受動喫煙防止対策に係る規定は、平成27年6月1日から施行されることとなっている。

　その改正の趣旨、内容等については、平成26年6月25日付け基発0625第4号「労働安全衛生法の一部を改正する法律について」及び平成27年5月15日付け基発第0515第1号「労働安全衛生法の一部を改正する法律の施行に伴う厚生労働省関係省令の整備に関する省令等の施行について(外国登録製造時等検査機関等、受動喫煙の防止及び特別安全衛生改善計画関係)」により示しているところであるが、改正法の規定に基づき、各事業場が効果的に受動喫煙防止対策に取り組むために参考となると考えられる事項を、別添のとおり取りまとめたので、これを了知するとともに、その内容について事業者に対する周知に努め、事業場における受動喫煙防止対策の実施に努められたい。

　なお、本通達をもって、平成17年6月1日付け基安発第0601001号「「職場における喫煙対策のためのガイドライン」に基づく対策の推進について」は廃止する。

(別添)

1 経営幹部、管理者及び労働者の役割・意識

　職場における受動喫煙防止対策を効果的に進めていくためには、企業において、組織的に実施することが重要であり、当該企業の経営首脳である者(以下「経営幹部」という。)、管理職である者(以下「管理者」という。)及び労働者が下記の役割を果たしつつ、協力して取り組むことが効果的である。

(1) 経営幹部

　経営幹部が示す当該企業における受動喫煙防止対策に関する基本方針と姿勢は、職場における受動喫煙防止対策に大きな影響を与えると考えられる。このため、経営幹部は、適切な受動喫煙防止対策が、労働者の健康の保持増進に資するものであることを認識するとともに、改正法の趣旨や受動喫煙防止対策の意義について管理者及び労働者に認識させるよう努めることが重要である。

　また、経営幹部は、衛生委員会、安全衛生委員会等(以下「衛生委員会等」という。)の場を通じて、労働者の受動喫煙防止対策についての意識・意見を十分に把握し、事業者及び事業場の実情を把握した上で、各々の事業場における適切な措置を決定するよう努めることが望ましい。

(2) 管理者

　管理者は経営幹部の基本方針、受動喫煙防止対策の意義、改正法の趣旨等を理解し、当該内容等を踏まえ、労働者に対して、適切な措置に従った取組等を行うよう周知啓発したり、事業場における措置に従っていない者に対して適切に指導したりするなど、対策の推進のために積極的に取り組むことが期待される。

(3) 労働者

　職場の受動喫煙防止対策の推進のためには、当該事業場に従事する労働者の意識、行動等が特に重要であるため、経営幹部が決定した措置や基本方針を理解しつつ、労働者は衛生委員会等の代表者を通じる等により、必要な対策について積極的に意見を述べるようにすることが期待される。

　また、労働組合は、経営幹部に対する対策の推進の働きかけ、労働者の要望等の集約、対策に関する周知・教育の勧奨等を行うことにより、事業者が行う対策が円滑に推進されるよう必要な支援を行う役割が期待される。

2 妊婦、未成年等への配慮

　妊娠している労働者、呼吸器・循環器等に疾患を持つ労働者及び未成年者である労働者については、受動喫煙による健康への影響を一層受けやすい懸念があることから、事業者及び労働者は、これらの者への受動喫煙を防止するため格別の配慮を行うこと。

3 受動喫煙防止対策の組織的な進め方

　職場における受動喫煙防止対策の実施にあたり、事業者及び事業場の実情に応じて、次のような取組を行い、組織的に進めることが効果的である。

(1) 推進計画の策定

　事業者は、当該事業者及び事業場の実情を把握したうえで、受動喫煙防止対策を推進するための計画(中長期的なものを含む。)を策定することが効果的である。この場合、安全衛生に係る計画、衛生教育の実施計画、健康保持増進を図るため必要な措置の実施計画等に、職場の受動喫煙防止対策に係る項目を盛り込むことも考えられる。

　当該計画に含める内容の例として、受動喫煙防止対策に関し将来達成する目標と達成時期、当該目標達成のために講じる措置や活動等が考えられる。

　なお、当該計画の策定の際は、経営幹部の指導の下に、労働者の積極的な協力を得て、衛生委員会等で十分に検討す

ることが望ましい。
(2) 受動喫煙防止対策の担当部署等の指定

　　事業者は、企業全体又は事業場の規模に応じて、受動喫煙防止対策の担当部署やその担当者を指定し、受動喫煙防止対策に係る相談対応等を実施させるとともに、各事業場における受動喫煙防止対策の状況について定期的に把握、分析、評価等を行い、問題がある職場について改善のための指導を行わせるなど、受動喫煙防止対策全般についての事務を所掌させることが効果的である。

　　また、評価結果等については、経営幹部や衛生委員会等に適宜報告し、事業者及び事業場の実情に応じた適切な措置の決定に資するようにすることが望まれる。

4 受動喫煙の防止のための措置

(1) 施設・設備（ハード面の対策）

　　事業者は、当該事業者及び事業場の実情を把握・分析した結果等を踏まえ、実施することが可能な労働者の受動喫煙の防止のための措置のうち、最も効果的な措置を講ずるよう努めること。

　　なお、上記の分析の結果、講じる措置として、屋外喫煙所の設置（屋内全面禁煙）、喫煙室の設置（空間分煙）又は喫煙可能区域を設定した上で当該区域における適切な換気の実施を選択した場合の、当該措置を効果的に実施するために参考となる事項について、別紙1「受動喫煙の防止のための措置を講じる際の効果的な手法等の例」に示しているので、事業者及び事業場の実情に鑑み、適宜参照すること。

(2) 職場の空気環境

　　たばこの煙が職場の空気環境に及ぼしている影響を把握するため、別紙2「受動喫煙防止措置の効果を確認するための測定方法の例」を参考としながら、定期的に職場の空気環境の測定を行い、適切な職場の空気環境を維持するよう努めること。

(3) その他

　① **受動喫煙に関する教育等**

　　事業者は、管理者や労働者に対して、受動喫煙による健康への影響、受動喫煙の防止のために講じた措置の内容、改正法の趣旨等に関する教育や相談対応を行うことで、受動喫煙防止対策に対する意識の高揚を図ること。

　② **情報の収集、提供等**

　　各事業場における受動喫煙防止対策の担当部署等は、他の事業場の対策の事例、受動喫煙による健康への影響等に関する調査研究等の情報を収集し、これらの情報を衛生委員会等に適宜提供すること。また、これらの情報の収集のため、行政が実施する説明会等に積極的に参加することや、効果のあった対策の事例等の情報を積極的に外部に公表することも望まれる。

5 健康増進法との関係

　労働安全衛生法の適用を受ける事業場が、多数の者が利用する空間を兼ねている場合は、施設管理者が施設を利用する者の受動喫煙防止対策に努めなければならないことを規定する健康増進法（平成14年法律第103号）の適用を受けることとなるので、留意すること。

(別紙1）職場において受動喫煙防止措置を講じる際の効果的な手法等の例

　以下に示す内容は、事業者及び事業場の実情を把握・分析した結果、労働者の受動喫煙の防止のために講じる措置として屋外喫煙所の設置（屋内全面禁煙）、喫煙室の設置（空間分煙）及び喫煙可能区域を設定した上で当該区域における適切な換気の実施（以下「換気措置」という。）を選択した際に、これらの措置をより効果的に講ずる上での参考情報として位置付けるものであり、事業者及び事業場の実態に鑑みて、各々の事業場で実施可能な受動喫煙防止対策に取り組んでいくことが望ましい。特に、講ずる措置の決定の際は、建築基準法、消防法等の他法令の遵守にも十分留意すること。

(以下略)

(別紙2）受動喫煙防止措置の効果を確認するための測定方法の例

　労働者の受動喫煙の防止のために講じる措置として、屋外喫煙所の設置（屋内全面禁煙）、喫煙室の設置（空間分煙）及び喫煙可能区域を設定した上で当該区域における適切な換気（以下「換気措置」という。）を実施している場合の措置の効果を確認するための標準的な測定方法の一例を以下に示す。
　なお、喫煙者がいる条件で測定を実施することもあるため、測定者の受動喫煙防止対策についても十分配慮すること。

(以下略)

(別紙1）(別紙2）詳細は下記参照
http://www.mhlw.go.jp/file/06-Seisakujouhou-11200000-Roudoukijunkyoku/0000085286.pdf

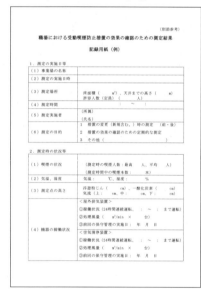
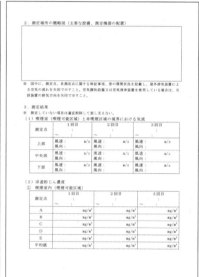

◆ 受動喫煙防止対策について
(平成22年2月25日付　健発0225第2号　厚生労働省健康局長通知)

　健康増進法（平成14年法律第103号。以下「法」という。）第25条に規定された受動喫煙の防止については、「受動喫煙防止対策について」（平成15年4月30日付け健発第0430003号厚生労働省健康局長通知。以下「旧通知」という。）において、その必要な措置の具体的な内容及び留意点を示しているところである。

　その後、平成17年2月に「たばこの規制に関する世界保健機関枠組条約」が発効し、平成19年6月から7月にかけて開催された第2回締約国会議において、「たばこの煙にさらされることからの保護に関するガイドライン」が採択されるなど、受動喫煙を取り巻く環境は変化してきている。

　このような状況を受け、平成21年3月に「受動喫煙防止対策のあり方に関する検討会報告書」（別添）が取りまとめられたことを踏まえ、今後の受動喫煙防止対策の基本的な方向性等について下記のとおりとするので、御了知の上、関係方面への周知及び円滑な運用に御配慮をお願いしたい。

　また、職場における受動喫煙防止対策は、厚生労働省労働基準局安全衛生部において、「職場における受動喫煙防止対策に関する検討会」において、今後の方向性についての議論をしているところであり、併せてご了知いただきたい。

　なお、旧通知は、本日をもって廃止する。

記

1　法第25条の規定の制定の趣旨

　法第25条の規定において「学校、体育館、病院、劇場、観覧場、集会場、展示場、百貨店、事務所、官公庁施設、飲食店その他の多数の者が利用する施設を管理する者は、これらを利用する者について、受動喫煙を防止するために必要な措置を講ずるように努めなければならない」こととした。また、本条において受動喫煙とは「室内又はこれに準ずる環境において、他人のたばこの煙を吸わされること」と定義した。

　受動喫煙による健康への悪影響については、科学的に明らかとなっている。[注]

　本条は、受動喫煙による健康への悪影響を排除するために、多数の者が利用する施設を管理する者に対し、受動喫煙を防止する措置をとる努力義務を課すこととし、これにより、国民の健康増進の観点からの受動喫煙防止の取組を積極的に推進することとしたものである。

[注] 受動喫煙による健康への悪影響については、流涙、鼻閉、頭痛等の諸症状や呼吸抑制、心拍増加、血管収縮等生理学的反応等に関する知見が示されるとともに、慢性影響として、肺がんや循環器疾患等のリスクの上昇を示す疫学調査があり、IARC（国際がん研究機関）は、証拠の強さによる発がん性分類において、たばこをグループ1と分類している。
　　また、受動喫煙により非喫煙妊婦であっても低出生体重児の出産の発生率が上昇するという研究報告がある。
　　また、国際機関や米英をはじめとする諸外国における公的な総括報告においては、受動喫煙の煙中には、ニコチンや一酸化炭素など様々な有害化学物質が含まれており、乳幼児突然死症候群、子どもの呼吸器感染症や喘息発作の誘発など呼吸器疾患の原因となり、特に親の喫煙によって、子どもの咳・たんなどの呼吸器症状や呼吸機能の発達に悪影響が及ぶなど、様々な報告がなされている。

2　法第25条の規定の対象となる施設

　法第25条の規定においてその対象となる施設として、学校、体育館、病院、劇場、観覧場、集会場、展示場、百貨店、事務所、官公庁施設、飲食店が明示されているが、本条における「その他の施設」は、鉄道駅、バスターミナル、航空旅客ターミナル、旅客船ターミナル、金融機関、美術館、博物館、社会福祉施設、商店、ホテル、旅館等の宿泊施設、屋外競技場、遊技場、娯楽施設等多数の者が利用する施設を含むものであり、本条の趣旨にかんがみ、鉄軌道車両、バス、タクシー、航空機及び旅客船などについても「その他の施設」に含むものである。

3　今後の受動喫煙防止対策の基本的な方向性

　今後の受動喫煙防止対策の基本的な方向性として、多数の者が利用する公共的な空間については、原則として全面禁煙であるべきである。一方で、全面禁煙が極めて困難な場合等においては、当面、施設の態様や利用者のニーズに応じた適切な受動喫煙防止対策を進めることとする。

　また、特に、屋外であっても子どもの利用が想定される公共的な空間では、受動喫煙防止のための配慮が必要である。

4　受動喫煙防止措置の具体的方法

(1) 施設・区域における受動喫煙防止対策

　　　全面禁煙は、受動喫煙対策として極めて有効であると考えられているため、受動喫煙防止対策の基本的な方向性として、多数の者が利用する公共的な空間については、原則として全面禁煙であるべきである。全面禁煙を行っている場所では、その旨を表示し周知を図るとともに、来客者等にも理解と協力を求める等の対応をとる必要がある。

　　　また、少なくとも官公庁や医療施設においては、全面禁煙とすることが望ましい。

(2) 全面禁煙が極めて困難である施設・区域における受動喫煙防止対策

　　全面禁煙が極めて困難である場合には、施設管理者に対して、当面の間、喫煙可能区域を設定する等の受動喫煙防止対策を求めることとし、将来的には全面禁煙を目指すことを求める。

　　全面禁煙が極めて困難である場合においても、「分煙効果判定基準策定検討会報告書」（平成14年6月）等を参考に、喫煙場所から非喫煙場所にたばこの煙が流れ出ないことはもちろんのこと、適切な受動喫煙防止措置を講ずるよう努める必要がある。喫煙可能区域を設定した場合においては、禁煙区域と喫煙可能区域を明確に表示し、周知を図り、理解と協力を求めるとともに、喫煙可能区域に未成年者や妊婦が立ち入ることがないように、措置を講ずる必要がある。例えば、当該区域が喫煙可能区域であり、たばこの煙への曝露があり得ることを注意喚起するポスター等を掲示する等の措置が考えられる。

5 職場における受動喫煙防止対策との連携と調和

(1) 労働者のための受動喫煙防止措置は、「職場における喫煙対策のためのガイドライン」（平成15年5月9日付け基発第0509001号厚生労働省労働基準局長通達）に即した対策が講じられることが望ましい。

(2) 都道府県労働局においても、職場における受動喫煙防止対策を推進していることから、法第25条に基づく施策の実施に当たっては、管内労働局との連携を図る。

(3) 法第25条の対象となる施設の管理者は多岐にわたるが、これらの管理者を集めて受動喫煙の健康への悪影響や各地の好事例の紹介等を内容とした講習会を開催するなど、本条の趣旨等の周知徹底を図る。この際、職場における受動喫煙対策推進のための教育については、「職場における喫煙対策推進のための教育の実施について」（平成16年5月13日付け基発第0513001号厚生労働省労働基準局長通達）により都道府県労働局が推進していることに留意する。

6 その他

(1) 平成15年度より、株式会社日本政策金融公庫（旧国民生活金融公庫）の生活衛生資金貸付の対象として、受動喫煙防止施設が追加されていることから、飲食店、旅館等の生活衛生関係営業者に対して、これを周知する。
また、都道府県や市町村において、禁煙支援の保健指導、分煙方法の情報提供等を実施している場合、事業者や個人の参加をより一層促すよう努力する。

(2) 受動喫煙防止対策を実効性をもって継続的に推進するためには、社会全体として受動喫煙防止対策に取り組むという気運を醸成することが重要である。このためにも、本通知を幅広く周知し、理解と協力を求めるとともに、健康日本21の枠組み等のもと、たばこの健康への悪影響や、禁煙を促す方法等について、さまざまな機会をとらえて普及啓発を行うなどの受動喫煙防止対策を進めていく必要がある。

(3) エビデンスに基づいた情報の発信及び普及啓発

　ア 受動喫煙による健康影響に関する客観的な研究成果を活用し、受動喫煙の実態や健康への悪影響、諸外国の取組状況等について情報提供を進める。

　イ 受動喫煙防止対策の推進に当たり、ニコチン代替製剤や内服薬等の禁煙補助薬による禁煙方法等の禁煙を促す情報等を提供する。

　ウ たばこの健康への悪影響について普及啓発し、禁煙を促す方法等について、健康教育の一環として、地域、職域、家庭等において、関係者の対話と連携のもとで一層推進する。
　　特に健康被害を受けやすい乳幼児の家庭内受動喫煙防止のために、妊婦健診や両親教室など様々な機会を捉えて、禁煙とその継続を図るよう啓発する。

◆「職場における受動喫煙防止対策に関する検討会」報告書について

（平成22年5月26日付　厚生労働省労働基準局安全衛生部労働衛生課環境改善室）

職場における受動喫煙防止対策に関する検討会 報告書（全文）〈平成22年5月26日〉
http://www.mhlw.go.jp/stf/houdou/2r98520000006f2g-att/2r98520000006f47.pdf

◆たばこの規制に関する世界保健機関枠組条約
(略称「たばこ規制枠組条約」：要点)〈2005年2月27日発効〉

　この条約は、世界保健機関（WHO）の下で作成された保健分野における初めての多数国間条約であり、たばこの消費等が健康に及ぼす悪影響から現在および将来の世代を保護することを目的とし、たばこに関する広告、包装上の表示等の規制とたばこの規制に関する国際協力について定めるものである。

〈条約の主な内容〉
- 職場等の公共の場所におけるたばこの煙にさらされることからの保護を定める効果的な措置をとる。
- たばこの包装及びラベルについて、消費者に誤解を与えるおそれのある形容的表示等を用いることによってたばこ製品の販売を促進しないことを確保し、主要な表示面の30％以上を健康警告表示に充てる。
- たばこの広告、販売促進及び後援（スポンサーシップ）を禁止しまたは制限する。
- たばこ製品の不法な取引をなくするため、包装に最終仕向地を示す効果的な表示を行うことを要求する。
- 未成年者に対するたばこの販売を禁止するための効果的な措置をとる。
- 条約の実施状況の検討及び条約の効果的な実施の促進に必要な決定等を行う締約国会議を設置する。締約国は、条約の実施について定期的な報告を締約国会議に提出する。

たばこ規制枠組条約第8条の履行のためのガイドライン（骨子） (2007年7月第2回たばこ規制枠組条約締約国会議採択)

　「たばこの煙にさらされることからの保護」(受動喫煙防止対策)については、たばこ規制枠組条約（FCTC）第8条において「各締約国が既存の国の権限の範囲内で実施する」こととされている。
　2007年7月第2回たばこ規制枠組条約締約国会議において、たばこ規制枠組条約第8条を適切に履行することを目的とした受動喫煙を防止するための有効な方法に関するガイドラインが採択された。そのガイドラインの骨子は、以下のとおりである。
　①たばこの煙にさらされて安全というレベルはなく、受動喫煙による健康被害を完全に防止するためには、100％禁煙とすべき。換気、空気ろ過、指定喫煙区域の使用等では不十分である。
　②すべての屋内の職場及び屋内の公共の場は禁煙とすべきである。
　③人々をたばこの煙からさらされることから保護するための立法措置が必要である。また、自主規制による禁煙対策は不十分である。有効であるためには、法律は単純、明快でかつ強制力をもつべきである。

たばこ規制枠組条約
第8条 たばこの煙にさらされることからの保護
1　締約国は、たばこの煙にさらされることが死亡、疾病及び障害を引き起こすことが科学的証拠により明白に証明されていることを認識する。
2　締約国は、屋内の職場、公共の輸送機関、屋内の公共の場所及び適当な場合には他の公共の場所におけるたばこの煙にさらされることからの保護を定める効果的な立法上、執行上、行政上又は他の措置を国内法によって決定された既存の国の権限の範囲内で採択し及び実施し、並びに権限のある他の当局による当該措置の採択及び実施を積極的に促進する。

世界保健機関による受動喫煙防止に関する報告書（骨子）
世界保健機関（WHO）は2007年に「受動喫煙の防止〈政策勧告〉」"Protection from exposure to second-hand tobacco smoke. Policy recommendations."と題する報告書を公表した。
〈骨子〉(「2007年WHO世界禁煙デー小冊子」p5 仲野暢子訳、日本禁煙推進医師歯科医師連盟監修 より)
①100％たばこ煙ゼロ環境だけが屋内空気環境を安全レベルに保ち、たばこ煙に不本意に曝される危険を減らす有効な戦略である。空調装置や喫煙場所の指定は、空調装置を別個につけたとしても、安全レベルに保つとは言えないので推奨できない。
②全ての屋内職場および公共の場所を「100％たばこ煙ゼロ環境」(全面禁煙)にする法令を制定すること。法令は全ての人に同様の保護を与えるものとする。自主規制では不十分で、容認できない。
③法令の制定に留まらず、執行すること。適切な執行と妥当な強制は、小さくとも決定的な実行力と効果的な措置を必要とする。
④家庭での受動喫煙を減らすための啓発的戦略を実行すること。職場のたばこ煙ゼロ法令の制定によって、喫煙者も非喫煙者も自分の家庭を自発的にたばこ煙ゼロにする可能性が増える。

◆ 健康日本21(第二次)　喫煙

「健康日本21(第二次)の推進に関する参考資料」(平成24年7月　厚生科学審議会地域保健健康増進栄養部会、次期国民健康づくり運動プラン策定専門委員会)喫煙　(一部引用)

現状と目標

(1)成人の喫煙率の減少
- 目標項目　成人の喫煙率の減少(喫煙をやめたい人がやめる)
- 現状　19.5%(平成22年)
- 目標　12%(平成34年度)
- データソース　厚生労働省「国民健康・栄養調査」

　　喫煙は、日本人のがん、循環器疾患、糖尿病をはじめ多くの疾患の確立した原因であり、成人の喫煙率の低下は、それらの疾患の発症や死亡を短期間に減少させることにつながる。平成19年に策定された「がん対策推進基本計画」では、個別目標として「喫煙をやめたい人に対する禁煙支援を行っていくことを目標とする」ことが閣議決定されており、厚生労働省のみならず、政府全体として、喫煙をやめたい人が禁煙する環境を整備することが求められている。また、平成24年6月に閣議決定された新たながん対策推進基本計画では、平成34(2022)年度までに、禁煙希望者が禁煙することにより成人喫煙率を12%とすることが個別目標として設定された。
　　このような状況を踏まえ、目標値については、現在の成人の喫煙率(19.5%)から禁煙希望者が禁煙した場合の割合(37.6%)を減じた値である12%を設定する。

(4)受動喫煙の機会を有する者の割合の低下
- 目標項目
　日常生活で受動喫煙(家庭・職場・飲食店・行政機関・医療機関)の機会を有する者の割合の低下
- 現状
　行政機関：16.9%(平成20年)
　医療機関：13.3%(平成20年)
　職　　場：64%(平成23年)
　家　　庭：10.7%(平成22年)
　飲 食 店：50.1%(平成22年)
- 目標
　行政機関：0%(平成34年度)
　医療機関：0%(平成34年度)
　職　　場：受動喫煙の無い職場の実現(平成32年)
　家　　庭：3%(平成34年度)
　飲 食 店：15%(平成34年度)
- データソース
　厚生労働省「職場における受動喫煙防止対策に係る調査」
　(職場については、受動喫煙防止対策(全面禁煙又は空間分煙)を講じている職場の割合)
　厚生労働省「国民健康・栄養調査」

②職場について
　　職場については、労働安全衛生法に基づき、快適な職場環境を形成することが事業主の努力義務として規定されており、その一環として、空気環境における必要な措置として喫煙対策を講ずることとされている。平成22年の「新成長戦略」との整合性を図り、「受動喫煙の無い職場の実現」を目標に掲げることが適切である。

資料編

◆一般社団法人 保険者機能を推進する会「たばこ対策研究会」の活動について

研究会20健康保険組合の概要(平成25年度)
- 被保険者数:73万人　　うち喫煙者:24.6万人(男性16.2万人　女性3.5万)　　平均喫煙率:33.8%

目 的
①加入者(被保険者と被扶養者)の健康保持・増進を推進すると共に、喫煙者が周囲に与える受動喫煙による健康被害の防止を図る

②喫煙対策を通じて医療費の適正化を図る
　⇒ 喫煙者のうち、禁煙を考えているといわれる浮動層約4割への禁煙を勧奨して、年間3%(注)の医療費の削減を目指す
　　(注)　7.7%(年間の医療費に与える喫煙の影響)×40%(浮動層の割合):東北大学 辻一郎教授の研究による

（25万人×0.4=10万人）

研究会参加健康保険組合保険給付費 合計267,178百万円×7.7%×0.4=8,229百万円の縮減が可能
研究会参加の20健康保険組合で10万人の禁煙が成功すれば、保険給付費が82億円の縮減が可能となる

活動内容
①喫煙対策の道標(みちしるべ)作り
- たばこ対策ロードマップ・コンテンツ
- 「職場のたばこ(喫煙)対策」高橋裕子先生著への執筆協力
- 喫煙対策のきっかけとなる「動画集」の作成

②効果的な喫煙対策の研究と実践

③研究成果の対外発信
- シンポジウム開催(4回開催)

研究会成果物

❶たばこ対策コンテンツ集

205枚のスライドによるたばこ対策に必要なコンテンツを網羅。『たばこ対策ロードマップ・現状分析チェックシート』(P31参照)から、担当者が補強すべき事業にあわせたコンテンツをみつけることができます。

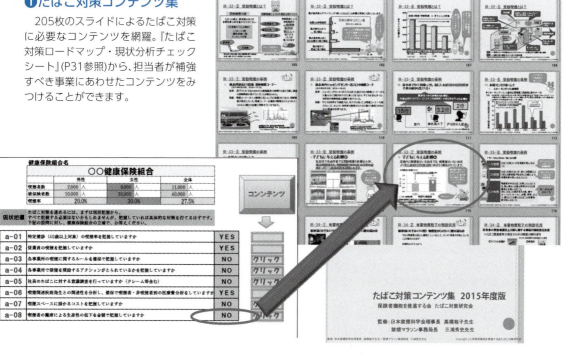

❷現状分析バブルチャート

　現状チェックシートから、いまのたばこ対策の状態をひと目でわかるよう"バブル"とグラフでデータを「見える化」。多くの健康保険組合が参加するたばこ対策研究会の特色として、他健康保険組合との差異を比較できます。

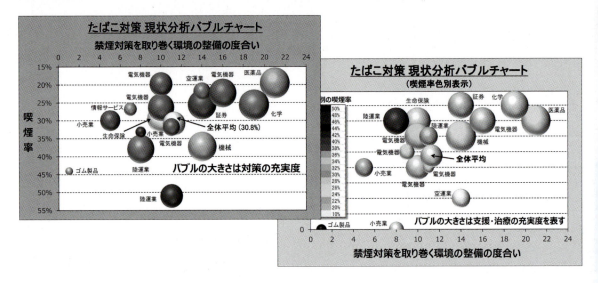

❸禁煙サポート動画集

　2014年度よりコンテンツ作成。試行錯誤しながら、健康保険組合が活用できる禁煙サポートを動画にて作成。2015年度作成動画は、1～2分と短く、1つの動画に1つの「伝えたいこと」をコンセプトに制作、今後も順次作成予定。

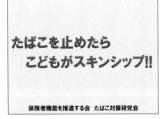

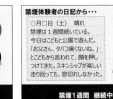
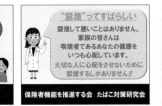
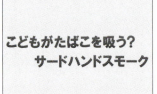
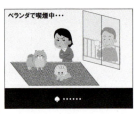
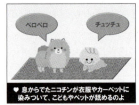
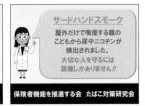

おわりに

　禁煙は、方法さえ間違えなければ楽しい作業になります。「こんな楽しい禁煙を、やめる気がしません」「喫煙者だったからこそこんな楽しい禁煙が経験できる。喫煙者だったことを感謝したいくらいです」など、禁煙マラソンでは禁煙を楽しみながら続けている人たちのメールが多数いきかいます。ところが一方で、「禁煙なんてこりごり」といった楽しくない禁煙をしてしまう人もいます。

　この違いは、ポイントを知っているかどうかです。禁煙を楽しくするポイントは二つです。一つ目は、禁煙のメリットを毎日確認する習慣をつけること、もう一つは、「自分の禁煙」という小さい目標を超える大きな目標を設定して邁進することです。例えば禁煙マラソンでは大きな目標として「他の人の禁煙を応援する」ことをプログラムに組み込んでいますが、他の人の禁煙を応援することで禁煙が続きやすくなりますし、応援している人からの感謝の言葉が「禁煙しておいてよかった」との喜びにつながるというプラスの連鎖が生まれます。つまり、ほんのちょっとしたポイントを知っていることで大きな違いが出てきます。

　実はこれは、たばこ対策担当者にもあてはまることです。たばこ対策担当者としての仕事を楽しくするには、たばこ対策担当になってよかったことに目をやることと、大きな目標を持つことです。困難を乗り越えて前に進むことができた喜びや禁煙した人からの喜びの声が、みなさまのパワーの源となります。つまり、たばこ対策に関わることは人生のバージョンアップにつながるチャンスです。

　しかしそのためには足元をすくわれないことも大事で、そのための実地に即したノウハウがわかる本にしたつもりです。豊富な事例や現場の声や貴重なデータに加え、「現状分析チェックシート」の掲載を許可くださいました、「一般社団法人 保険者機能を推進する会 たばこ対策研究会」のみなさまに、深く感謝申し上げます。明るく着実にたばこ対策に取り組んでこられた会のみなさまの姿は、この本のロールモデルであり、会のみなさまの「職場でのたばこ対策を広めたい」と言う熱い思いがこの本に結実しました。さらに、高橋とともに多くの企業の禁煙推進に関わってきた三浦秀史さんのサポートと、お名前を出さないものの失敗例をはじめとする現場の声を提供くださった大勢のたばこ対策担当者のみなさまにも、深く感謝しています。

　この本が、たばこ対策に関わるみなさまの指針となり、いつの日か「たばこ対策担当になってよかった」と言っていただけることを願っています。

　　　　　　　　　　　　　　　　　　　　　　　　　　　　　　　　　　高橋　裕子

執　筆

高橋　裕子　　奈良女子大学教授

執筆協力

保険者機能を推進する会 たばこ対策研究会（平成25～27年度）

木村　隆	明治安田生命健康保険組合（リーダー）	野路日出男	セーレン健康保険組合
宇治野　進	三菱電機健康保険組合（平成27年度担当理事）	宮川美帆	ソニー健康保険組合
伊藤公泰	三菱電機健康保険組合（平成25～26年度担当理事）	豊福千佐	ソニー健康保険組合
中村徳男	小田急グループ健康保険組合（サブリーダー）	黒沢春良	太陽生命健康保険組合
大八木奈々	ＩＨＩグループ健康保険組合	矢津貴彦	太陽生命健康保険組合
武内俊明	イオン健康保険組合	安海俊幸	大和証券グループ健康保険組合
浅野　浩	ＳＭＢＣ日興証券グループ健康保険組合	浅野優葉	大和証券グループ健康保険組合
平野育子	ＳＭＢＣ日興証券グループ健康保険組合	石井久弓	ＴＤＫ健康保険組合
赤坂典俊	ＳＭＢＣ日興証券グループ健康保険組合	坂上正樹	日本アイ・ビー・エム健康保険組合
山本加奈	ＳＧホールディングスグループ健康保険組合	廣田奈巳	日本アイ・ビー・エム健康保険組合
永野行洋	ＭＳＤ健康保険組合	田口創一郎	日本航空健康保険組合
世古雅也	ＭＳＤ健康保険組合	佐藤紀子	日本航空健康保険組合
鈴木利佳	ＭＳＤ健康保険組合	菅野麻子	日本中央競馬会健康保険組合
瀬良　徹	花王健康保険組合	上遠野利樹	日本マクドナルド健康保険組合
鈴木愛理	花王健康保険組合	大野智久	日立健康保険組合
平　敏征	グラクソ・スミスクライン健康保険組合	山﨑聖子	ブリヂストン健康保険組合
澤田亜希	コスモスイニシアグループ健康保険組合	大谷由希美	明治安田生命健康保険組合
藤野富士男	コニカミノルタ健康保険組合	小楠　章	ヤマトグループ健康保険組合
野口仁士	小松製作所健康保険組合	森井かおり	ヤマトグループ健康保険組合
岩﨑可織	小松製作所健康保険組合	緒方雅美	ヤマトグループ健康保険組合
小野道子	サノフィ・アベンティス健康保険組合	國府田かほり	リクルート健康保険組合
池田善四郎	住友不動産販売健康保険組合		

（所属先 五十音順）

執筆・編集協力

三浦秀史　禁煙マラソン事務局長

●一般社団法人 保険者機能を推進する会 たばこ対策研究会とは……

　保険者機能を推進する会は、被保険者・被扶養者のために「保険料を効率的に活用する」「保健事業に代表される健康づくりを推進する」「良質な医療を確保する」という「保険者機能の原点」を追求することを目的に、有志の健康保険組合によって設立された団体で、保険者自身が集い、参画し、この保険者の使命の実施・実現のため、保険者機能の研究とその具体的方策の実行を目的としています。たばこ対策研究会は、その研究のために立ち上げられた研究会の一つです。本研究会では、会員相互で自健保組合の喫煙率、会社との連携、喫煙環境、喫煙対策等について情報交換を行い、課題を共有し、アドバイザーの先生に助言をいただくことで、喫煙対策のヒントが得られるように実践的な活動を行っています。

「現場の声」から知る・考える・つくる
改訂 職場のたばこ（喫煙）対策
ISBN978-4-924763-43-2

発　行：2014年 3月（初版第1刷）
　　　　2015年12月（2版第1刷）
著　者：高橋　裕子
発行人：菅　国典
発行所：株式会社東京法規出版
　　　　〒113-0021 東京都文京区本駒込2-29-22　電話03-5977-0300（代表）

©Tokyo hoki Publishing. Co.,Ltd. 2014-2015 Printed in Japan

本誌は「再生紙」及び「植物油インキ」を使用しています

定価は裏表紙に表示しています